LE

LAVAGE DE L'ESTOMAC

SA TECHNIQUE — SES APPLICATIONS

PAR

Le Dr F. DÉLÉAGE

MÉDECIN CONSULTANT A VICHY

Officier d'Académie

Membre de la Société de Thérapeutique
de la Société d'Hydrologie Médicale de Paris
de la Société Française d'Hygiène
des Sociétés Médicales du VIe et du VIIe arrondissement, de Paris
des Sociétés Médicales de Gannat, de Rouen, de l'Yonne,
etc., etc.

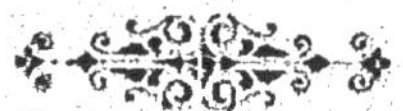

PARIS
MALOINE, ÉDITEUR
91, Boulevard Saint-Germain, 91

1895

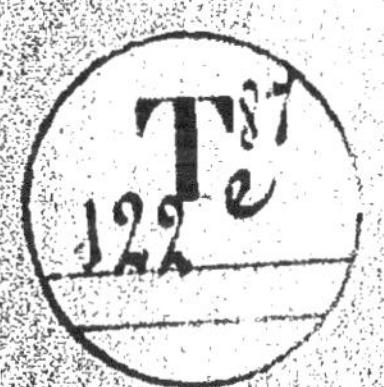

LE

LAVAGE DE L'ESTOMAC

SA TECHNIQUE — SES APPLICATIONS

LE

LAVAGE DE L'ESTOMAC

SA TECHNIQUE — SES APPLICATIONS

PAR

Le Dr F. DÉLÉAGE

MÉDECIN CONSULTANT A VICHY

Officier d'Académie

Membre de la Société de Thérapeutique
de la Société d'Hydrologie Médicale de Paris
de la Société Française d'Hygiène
des Sociétés Médicales du VIe et du VIIe arrondissement, de Paris
des Sociétés Médicales de Gannat, de Rouen, de l'Yonne,
etc., etc.

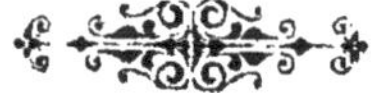

PARIS
MALOINE, ÉDITEUR
91, Boulevard Saint-Germain, 91

—

1895

INTRODUCTION

Si le lavage de l'estomac compte aujourd'hui de nombreux partisans, convaincus par les excellents réultats qu'ils en ont obtenus, il a aussi des adversaires qui le considèrent comme une pratique difficile, dangereuse même, et en tous cas inutile. De ces derniers, les uns lui sont systématiquement opposés, interprétant mal son action ou redoutant outre mesure l'introduction d'une sonde dans l'estomac, par crainte d'accidents graves (hémorrhagies, syncopes, congestion cérébrale, perforation et ulcération de l'estomac); d'autres ayant tenté le lavage, et n'ayant pu réussir à introduire la sonde, par ignorance du procédé opératoire, le considèrent comme une opération difficile et trop pénible pour le patient; ce sont les adversaires les plus acharnés. D'autres, à une période d'engouement, ont fait à tort et à travers le lavage stomacal et n'ont pas obtenu dans tous les cas les bons effets qu'ils espéraient en retirer ; d'enthousiastes, ils sont devenus sceptiques ; pour eux le lavage de l'estomac est une pratique inutile.

D'autres, enfin, ont observé des accidents, parfois graves, pendant ou après le lavage ; mais nous devons ajouter que tous les accidents d'une certaine gravité se rapportent à des cas dans lesquels le lavage était contre-indiqué, le plus souvent d'une façon formelle. Pour ces observateurs, le lavage est dangereux ; mais ils oublient de dire qu'ils sont arrivés à cette opinion par manque de discernement et, par ignorance du procédé opératoire, des indications et des contre-indications du lavage. Nous consacrerons, dans le cours de cette étude, des chapitres spéciaux à ces différents points qu'il est indispensable de bien connaître.

Et pourtant, depuis quelques années, on a publié de nombreuses guérisons à l'actif du lavage de l'estomac, de nombreux mémoires sur ce sujet, et MM. Debove et Rémond (de Metz) viennent de lui consacrer un volume dans lequel sont exposées très nettement toutes les données concernant les applications et les effets de ce mode de traitement.

Le lavage de l'estomac n'est certes pas une panacée à employer dans toutes les affections du tube digestif, mais il est indiqué dans un grand nombre de cas pour lesquels il constitue le seul traitement qui ait quelques chances de succès, le traitement le plus rationnel. On ne saurait trop insister surtout sur l'inocuité de l'opération dans les cas où elle est indiquée, en regard de ceux, dans lesquels elle est inutile et surtout de ceux, bien déterminés, où elle est nettement contre-indiquée et même dangereuse. En s'abstenant, dans ces cas, peu nombreux, du reste, et que nous énumérerons, en observant scrupuleusement les règles du procédé opératoire, on arrivera facilement à se convaincre que le lavage de l'estomac est sans danger (contre-indications exceptées) et facile.

HISTORIQUE

En 1803, Casimir Renault soutenait devant la Faculté de Médecine de Paris, une thèse de doctorat intitulée : *Nouvelles expériences sur les contre-poisons de l'arsenic*, dans laquelle, le premier, il proposait le lavage de l'estomac dans le but de vider ce viscère et d'en retirer, avant qu'ils aient franchi le pylore, les poisons ingérés, et cela après avoir introduit dans l'estomac une certaine quantité de liquide destiné à « délayer, tenir en suspension ou dissoudre ce poison ». Il avait expérimenté ce procédé chez des animaux dans l'estomac desquels il avait injecté une certaine quantité d'eau qu'il était ensuite parvenu à extraire au moyen d'un dispositif consistant en une sonde de gomme élastique qu'il introduisait par la bouche dans les voies digestives et à l'extrémité extérieure de laquelle s'ajustait une seringue, destinée à injecter le liquide à travers la sonde, puis à aspirer le contenu de l'estomac.

C'est à Casimir Renault que doit être attribué l'honneur d'avoir, le premier, préconisé le lavage de l'estomac. Il est vrai que, les moines d'abord, puis, au XVIIe siècle, Rumsaeus (1649), Sorbière (1694), et Socrates (1713) avaient mis en grande vogue un procédé n'ayant d'autre rapport avec le lavage de l'estomac que d'avoir été appliqué dans le but de nettoyer cet organe. Ce procédé consistait à faire avaler au patient une certaine quantité de liquide et à lui introduire dans la cavité gastrique une brosse en poil de chèvre ou en crin, montée sur une tige en fil de fer souple (sorte d'écouvillon) au moyen de laquelle on lui brossait l'estomac et on en retirait les mucosités et les détritus qui y étaient contenus. C'était, on le voit, une sorte d'écouvillonnage, ou plutôt comme le font remarquer MM. Debove et Rémond à qui nous empruntons ces détails, un « traitement qui ressemblait vaguement à un supplice » ; et qui était analogue au procédé employé pour nettoyer les bouteilles ou les verres de lampe.

En 1810, Dupuytren appliqua, le premier, chez l'homme le procédé expérimenté par C. Renault, chez des sujets empoisonnés, en se servant d'une sonde plus longue, telle qu'elle est encore employée pour le pompage de l'estomac.

En 1822, P. Busch et, en 1823, E. Jukes, en Angleterre, s'attribuèrent, d'après Lafargue, la découverte de cette méthode qui jusqu'alors avait passée inaperçue, malgré les travaux de C. Renault et de Dupuytren. Un italien, Pappafava inventa, en 1833, le *gastrisotero*, sonde très compliquée, composée de deux cylindres juxtaposés auxquels était adaptée, d'un côté, une sonde élastique destinée à être introduite à travers l'œsophage et pouvant tourner autour du cylindre dans le but de doucher, pour ainsi dire, la paroi de l'estomac. Les cylindres à leur autre extrémité étaient munis chacun d'un tube plongeant l'un dans un récipient plein de liquide à injecter, l'autre dans un récipient destiné à recevoir le liquide retiré de l'estomac. A chacun de ces deux tubes était adapté un piston ayant pour but de refouler d'un côté le liquide dans l'estomac, de l'autre de le retirer ; ces pistons fonctionnaient au moyen d'une même manivelle qui imprimait en même temps un mouvement de rotation au tube œsophagien. Cet appareil très compliqué fut vite abandonné.

Déjà en 1823, Sommerville avait eu l'idée de remplacer le pompage par le siphonage au moyen de la sonde molle, et après lui Robert, puis Blatin (1834), qui traita par le lavage un cas de gastrite. Lafargue, en 1837, « imagina un appareil composé d'une sonde œsophagienne, d'une canule, d'un tube de verre, d'un flacon de verre bitubulé et d'une vessie. Cette pompe, assez compliquée dans son ensemble, était calquée sur le petit appareil de chimie qu'on nomme pipette ». [1]

En 1846, Canstatt employa le lavage de l'estomac chez les malades atteints de dilatation gastrique ; mais, malgré les efforts des auteurs que nous venons de citer, ce procédé thérapeutique n'était encore employé que d'une façon tout-à-fait exceptionnelle, et n'était guère appliqué que dans les cas d'empoisonnement.

Il faut arriver à 1867, époque à laquelle Küssmaul parvint à vulgariser le pompage de l'estomac en lui donnant l'appui de l'autorité attachée à son nom. Il fit en 1867, au 40e congrès des naturalistes allemands, tenu à Fribourg en Brisgau, une communication sur le *traitement de la dilatation de l'estomac au moyen de la pompe stomacale*, communication qui parut en 1870, traduite en français, dans les *Archives générales de médecine* (T. XV. p. 445). Küssmaul ayant remarqué à l'autopsie de sujets ayant succombé à une dilatation considérable de l'estomac avec des symptômes d'occlusion du pylore, que cet orifice laissait passer le petit doigt sans aucune difficulté et ayant observé, pendant la vie de plusieurs de ces individus, de vifs mouvements péristaltiques de l'estomac, en concluait qu'il s'agissait d'un relâchement des plans musculaires de cet organe et d'une obstruction mécanique provoquée par la plénitude gastrique ; il espérait par le lavage et l'évacuation du contenu de l'estomac amener la diminution de son volume. Les résultats obtenus confirmèrent les vues de Küssmaul qui obtint un certain nombre de guérisons dans des cas graves d'ectasie gastrique. Après lui, Niemeyer, Bartels, Liebermeister, G. Reich, publient des cas de dilatation stomacale guérie par le lavage de l'estomac.

Peu après la communication de Küssmaul, en 1869, le professeur G. Sée avait employé le pompage de l'estomac,

(1) Soulignoux. *De la dilatation de l'estomac et de son traitement*, 2e édition, Paris 1886, p. 30.

mais sans en limiter les applications à la dilatation de l'estomac et à la vidange de cet organe. En effet, pour M. Sée, le lavage pratiqué à jeun, servait non seulement à vider l'estomac des aliments non digérés, mais aussi à enlever le mucus et le suc gastrique imparfait et impropre à la digestion, et à mettre les glandes pepsiques en état de sécréter un liquide digestif normal ; le pompage, pour lui, devait être un « puissant agent de sécrétion, un véritable pepsinogène », qui, de plus constituait un excitant de l'estomac et, aussi, indirectement, un excitant de l'intestin, ramenant la contractilité gastrique et intestinale.

C'est exclusivement au pompage de l'estomac que l'on eut recours jusqu'en 1870, pompage pratiqué d'abord au moyen de l'appareil imaginé par Weiss en 1823, et à des modifications dont l'une des plus heureuses est celle faite par M. Collin ; nous n'entreprendrons pas la description de ces appareils qui sont aujourd'hui à peu près inusités ; qu'il nous suffise de dire qu'ils se composaient d'une pompe, le plus souvent en gutta-percha, avec des tubes en caoutchouc et des robinets de divers sens, de façon à pouvoir remplir ou vider l'estomac à volonté.

Mais le pompage de l'estomac était loin de constituer une pratique inoffensive, non seulement en raison de la rigidité de la sonde œsophagienne, mais surtout à cause de l'aspiration possible et de l'arrachement de lambeaux de muqueuse de l'estomac et de la production d'hemorrhagies et d'ulcères gastriques.

Des accidents de ce genre ont été publiés par Ziemssen, Wiesmer, Schliep, Leube, Huber, Hcenisch, etc. ; aussi dès 1870, Jürgensen, L. Rosenthal, Hodgen, suppriment la pompe et proposent, comme Blatin et Lafargue, de faire le lavage de l'estomac au moyen d'un tube-siphon, Auerbach et Ploss au moyen d'une sonde à double courant.

En 1871, Leube ; en 1877, Szabo, et en 1878, Von den Velden, appliquèrent l'appareil de Küssmaul à l'extraction du suc gastrique, dans un but diagnostic.

Biedert, en 1873, pratiqua le lavage au moyen d'une sonde œsophagienne dure, d'un centimètre au moins de diamètre, à l'extrémité de laquelle se trouvait un tube de verre adapté à son autre extrémité à un tube en caoutchouc terminé par un entonnoir.

La même année, et en même temps, Louratour-Ponteil, dans sa thèse de doctorat, intitulée : « Etude sur l'étiologie et la pathogénie des dilatations de l'estomac et sur leur traitement par l'aspiration et le lavage » faisait ressortir que l'emploi de la pompe n'offrait que des inconvénients (appareil spécial, couteux et se dégradant facilement ; manœuvre assez difficile et possibilité d'aspiration de la muqueuse stomacale) et aucun avantage, tandis que le siphon, dépourvu d'inconvénients, n'offrait que des avantages (appareil simple et d'un prix modéré, manœuvre facile ; pas d'accidents à redouter) ; et encore, l'appareil employé par Louratour-Ponteil et destiné à faire office de siphon n'était-il pas dépourvu par lui-même d'inconvénients, puisqu'il était celui proposé par Ziemssen et par Biedert ; il était formé d'une sonde œsophagienne dure adaptée à un long tube.

Pour voir employer un tube mou, il faut arriver aux années 1874 et 1875. En 1874, Ewald, se trouvant en face d'un cas d'empoisonnement, dans lequel l'intervention était urgente, et n'ayant pas d'autre appareil sous la main, fit le lavage de l'estomac du malade au moyen d'un tuyau à gaz.

En 1875, Oser, de Vienne, publiait un mémoire dans lequel il annonçait qu'il se servait depuis longtemps pour le lavage gastrique d'un tube en caoutchouc vulcanisé de 2 mètres de long, lisse et arrondi à son extrémité. Il avait fait construire deux calibres différents (l'un de 8 millimètres de diamètres et 2 millimètres 1/2 d'épaisseur, l'autre de 10 millimètres de diamètre et de 3 millimètres d'épaisseur) qu'il employait suivant que l'estomac contenait ou non de parcelles d'aliments, mais il donnait toutefois la préférence au tube du plus gros calibre. M. Oser, en traçant le procédé opératoire de l'introduction de la sonde, procédé opératoire qui est le plus convenable et le plus facile, faisait ressortir dans les termes suivants les avantages de sa sonde.

« L'introduction de cette sonde n'entraîne aucun danger, car le tube, étant mou, cède et revient sur lui très facilement, et on est aussi peu exposé à produire des lésions que lorsqu'on cathétérise l'urèthre avec la sonde de Nélaton. Au contraire, lors de l'introduction de la sonde dure, il n'est pas rare que des éraillures légères de l'œsophage ou de la muqueuse de l'estomac se manifestent par la présence de traces de sang dans les matières évacuées hors de l'estomac ou sur la sonde, phénomène que je n'ai jamais eu l'occasion d'observer, en me servant de la sonde molle. Même, de violents vomissements qui, lorsqu'on se sert de la sonde en gomme élastique dure, ont pour effet de pousser la muqueuse de l'estomac contre une extrémité rigide, ce qui entraîne facilement des lésions, sont sans influence fâcheuse, quand on emploie la sonde molle ; celle-ci ou bien se coude, ou se trouve rejetée dans l'œsophage. » M. Oser employait donc un tube mou qu'il introduisait à travers l'œsophage jusqu'à une profondeur de 60 à 70 centimètres ; à l'extrémité supérieure était adapté un entonnoir. Quant au lavage, à l'introduction du liquide et à son évacuation, M. Oser le pratiquait tel qu'on le pratique aujourd'hui, en élevant le bout extérieur et en versant de l'eau, puis en abaissant ce bout au-dessous du niveau de l'estomac du patient ; avec cette seule variante que, pour empêcher l'introduction de l'air dans l'estomac, il pinçait le tube en avant de la bouche du patient, puis remplissait de liquide la partie supérieure du tube pour en expulser l'air.

C'est donc à Oser que doit être attribué la paternité de la sonde-siphon en caoutchouc mou et le mérite d'avoir tracé le *modus faciendi*.

Leube après lui (1876) emploie une sonde molle, en caoutchouc rouge, à laquelle il ajoute, pour en faciliter l'introduction, un mandrin-conducteur en jonc d'Espagne, qu'il retire quand le tube a franchi le tiers moyen de l'œsophage, et il continue à pousser la sonde jusqu'à ce qu'elle ait pénétré dans l'estomac. A cette sonde pouvait s'adapter une seringue, dans le cas où l'on aurait voulu pratiquer le pompage, ou un tube de verre en Y aux deux branches duquel s'ajustaient des tubes dont l'un en communication avec un récipient plein, placé à une certaine hauteur, servait à introduire le liquide dans l'estomac, puis le liquide sortait par un tuyau adapté à l'autre branche du tube en verre ; on pinçait, pendant l'introduction du liquide, le tube fixé à la branche inférieure, et pendant l'évacuation le tube fixé à la branche supérieure. Le siphon était ainsi amorcé spontanément.

En 1876, Malbranc (*Berl. klin. Woch.*, N° 4, 1876) préconisait le traitement de l'atonie gastrique simple par la douche intra-stomacale chaude d'eau gazeuse, procédé inutile, ainsi que le fait remarquer M. G. Sée.

En 1878, Doettwyler pratique dans le traitement du catarrhe gastrique, le lavage, au moyen d'une sonde molle, ayant à son extrémité deux ouvertures latérales. — La même année, Pœschel employait une sonde œsophagienne se prolongeant par un tube en caoutchouc au milieu duquel se trouvait une poire, dispositif qui permettait de faire à volonté l'aspiration ou le siphonage simple.

En 1879, Adamkiewicz décrivait un appareil très compliqué et très bizarre, constituant une sonde à double courant formée de deux tubes dont l'un était inclus dans l'autre.

Jusqu'à 1881, les recherches et les expériences concernant le lavage de l'estomac et les applications de ce procédé thérapeutique avaient été faites à l'étranger, et avaient eu assez peu d'écho en France ; nous devons signaler pourtant les applications du pompage faites par M. G. Sée dès 1869, et dont nous avons parlé plus haut, celles de M. Leven, du professeur Damaschino, et celles de la sonde dans les services hospitaliers de MM. Bucquoy, C. Paul, Dujardin-Beaumetz, etc. C'est seulement en novembre 1879 qu'une communication de M. le Dr Faucher, à l'Académie de Médecine, attira en France l'attention sur le lavage de l'estomac. M. Faucher, le premier en France, employa une sonde molle de son invention. Cette sonde, en caoutchouc rouge très souple et lisse, est longue de 1 m. 50, et d'un diamètre variant de 8 à 12 millimètres, suivant le numéro (nos 1, 2 et 3) de la sonde, et se termine en haut par un évasement destiné à adapter l'entonnoir. L'extrémité inférieure porte une ouverture terminale et une autre latérale, à bords arrondis ; à 50 centimètres de cette extrémité est un trait circulaire indiquant la limite d'enfoncement. La publication du mémoire de M. Faucher et de sa thèse de doctorat vulgarisèrent le lavage de l'estomac qui bientôt eût de nombreux adeptes et fut employé sur une vaste échelle. Mais la sonde de M. Faucher avait l'inconvénient d'être très souple et présentait des difficultés pour son introduction dans les voies digestives. C'est pour y parer que M. Debove proposa (*Société médicale des hôpitaux*, 25 février 1881) un mandrin pour le rendre plus rigide pendant son introduction, puis il imagina en 1882 (*Soc. méd. des hôp.*, 11 août 1882) la sonde demi-dure connue sous le nom de sonde Debove-Galante composée d'un tube en caoutchouc (partie œsophagienne) demi-rigide et très lisse, moulé dans le verre, de 50 centim. de long, ayant son extrémité inférieure émoussée et arrondie, avec un petit orifice terminal et un orifice latéral de plus grandes dimensions. L'extrémité supérieure est reliée à un tube mou de 90 centim. environ (formant la longue branche du siphon) par une partie métallique, sorte de court tube à renflement médian, pouvant être serré entre les dents. Cette partie de l'instrument se termine par un évasement destiné à l'entonnoir. Cet appareil constituait un progrès sur le tube de Faucher ; ces deux instruments sont aujourd'hui les plus employés ; dans un chapitre spécial nous en exposerons les avantages et les défauts.

En 1881, M. Audhoui décrivait (*Thérapeutique contemporaine*, 1881, n° 12) une sonde à double courant de son invention, composée de deux tubes accolés, dont l'un d'assez fort calibre était destiné à l'évacuation, l'autre de petit calibre et s'arrêtant en bas, à plusieurs centimètres de l'extrémité du précédent, était destiné à l'introduction du liquide.

Une brochure de M. Audhoui parue à la même époque (1881) *(Traité du nettoiement des voies digestives et du lavage de l'estomac)*, montrait en lui un des plus ardents partisans du lavage. Aussi avons-nous été fort étonné, (et bien d'autres avec nous) en lisant dans un Guide annuaire, édité en 1890, puis dans un petit opuscule, écrits par ce médecin, que le lavage de l'estomac est un procédé inutile, sinon dangereux ; entre autres conseils donnés aux malades allant faire une cure à Vichy, M. Audhoui écrivait : « ne vous laissez jamais introduire une sonde dans la gorge, sous prétexte de lavage d'estomac, sans protester. Sachez qu'il est à peu près inutile d'employer cette manœuvre à Vichy. Et vous n'aurez point à regretter une résistance qui vous mettra peut-être à l'abri d'entreprises folles et souvent peu avouables » *(textuel)*. Pourquoi ce revirement dans les idées ?? et surtout pourquoi une telle charge contre un procédé de traitement qui a fait ses preuves, après en avoir été un des apologistes les plus ardents ? Nous ne sachons pourtant pas que l'auteur ait eu à déplorer des accidents, produits entre ses mains par le lavage ; et si accidents il y avait eus, ils auraient été imputables probablement à la sonde à double courant employée et dont nous parlerons dans le chapitre consacré au choix du tube.

En 1882, sur les conseils de M. Labadie-Lagrave, le Dr Souligoux inaugura à Vichy la pratique du lavage de l'estomac, comme adjuvant du traitement thermal pour les cas de gastropathies dans lesquelles il est indiqué. Sur ses instances, furent créés en 1884, dans notre station, des salles disposées à cet effet et dans lesquelles arrive directement l'eau du Puits-Chomel, la source de Vichy à thermalité la plus élevée (44°) ; dans d'autres salles, les lavages sont pratiqués avec l'eau de la source de l'Hôpital (33°).

En 1883, le D[r] Souligoux [illegible]ait un travail très complet sur la question, et dans leque[illegible]xposait les résultats des premières applications faites pa[illegible]ui de ce procédé thérapeutique. (De la dilatation de l'estomac et de son traitement par le lavage de l'estomac et les alcalins. — Paris, 1883).

En 1883, Reichmann et en 1884, Boisseau du Rocher imaginèrent de nouvelles sondes à double courant.

En 1886, Ruault décrivit (*Bulletin gén. de Thérap.* 1886. CXI. p. 219) une sonde à soupape destinée à laver l'estomac avec très peu de liquide, sonde qui est encore peu connue, et qui a joui de peu de faveur.

En 1890, M. Frémont, et tout récemment Friedlieb (de Hombourg), faisaient construire des appareils qui sont l'un et l'autre, comme celui de Pœschel, composés d'une sonde ordinaire, vers le milieu de laquelle se trouve une poire en caoutchouc adaptée au tube au moyen de deux tubulures en verre. Ces appareils n'offrent d'utilité pratique que pour extraire le suc gastrique dans un but diagnostic. Pour le lavage, le jeu de la poire facilite l'amorçage du tube et le refoulement des matières qui peuvent l'obturer.

Les applications qui ont été faites du lavage de l'estomac au traitement des affections du tube digestif sont des plus diverses et des plus nombreuses ; elles seront exposées dans le cours de ce travail.

CHOIX DE LA SONDE

Le choix d'une bonne sonde est la première condition pour que son introduction et pour que le lavage lui-même soient faciles et sans danger.

La sonde doit être très lisse, bien polie et demi-molle, car un tube mou est d'une introduction difficile, très difficile même dans certains cas ; il se replie au fond de la gorge et souvent ne peut être poussé dans le pharynx que si l'on se sert, comme guide et tuteur, de l'index gauche enfoncé jusqu'au delà de l'isthme du gosier ; on est ainsi obligé de se livrer à des manœuvres et à des tentatives qui fatiguent le patient, provoquent de la suffocation, des accès de toux et des efforts de vomissements. Même alors qu'il est poussé jusque dans l'estomac, un tube mou est défectueux, car il s'aplatit, pour peu que le malade soit nerveux et qu'il se produise des contractions spasmodiques du pharynx et de l'œsophage, d'où obstacle au reflux du liquide par la sonde. C'est là le principal inconvénient du tube de Faucher et l'une des raisons pour lesquelles nous l'employons rarement.

Un tube rigide pénètre facilement, mais il est dangereux ; il peut, pendant son introduction, érailler la muqueuse pharyngée et œsophagienne et blesser le cardia. Une fois introduit, il peut produire des ulcérations et même des perforations de l'estomac, surtout si cet organe se contracte fortement pendant le lavage. Nous avons vu une gastrorrhagie abondante survenir chez une dame qui se servait d'une sonde trop dure.

Le calibre du tube doit être le même dans toute sa longueur et assez considérable pour permettre la sortie des mucosités épaisses et de détritus d'aliments qui peuvent se trouver dans l'estomac. On doit de préférence se servir de tubes du plus gros calibre possible ; leur introduction est plus facile que celle de tubes de petit calibre, et avec eux le lavage est plus rapide, moins pénible et on court moins de risques de voir le tube obturé par les résidus de la digestion.

L'extrémité inférieure de la sonde doit avoir ses bords bien émoussés, bien arrondis, sans que sa lumière soit rétrécie. Un reproche que nous adressons à la plupart des tubes demi-rigides, comme à la sonde de Debove, est qu'ils ont cette extrémité arrondie, de telle sorte que l'ouverture en est étroite, fait qui rend, il est vrai, la sonde plus inoffensive ; l'on court moins de dangers de produire des ulcérations stomacales ; mais ce dispositif, par contre, allonge considérablement l'opération et rend même le nettoyage complet de l'estomac impossible, dans les cas où cet organe contient encore des résidus d'aliments. Toutefois, quand on a affaire à un ulcère de l'estomac ou quand on a des raisons de craindre une érosion de la muqueuse, et si l'estomac ne contient pas de matières solides trop volumineuses, il est prudent d'employer la sonde de Debove à extrémité arrondie.

Aussi est-il préférable que l'ouverture terminale de la sonde ait son bord bien émoussé, et pour cela, dans la sonde que nous avons fait construire, l'épaisseur de la paroi est plus forte à l'extrémité sans que le calibre extérieur soit augmenté ; le rebord du tube est repliée en dedans en forme d'ourlet ; de cette façon ce bord est arrondi sans que la lumière du tube soit diminuée d'une façon appréciable. On ne risque nullement de blesser la muqueuse gastrique pendant le lavage, et l'ouverture de la sonde est assez grande pour laisser passer des particules alimentaires de moyenne grosseur.

D'autres sondes, tant demi-rigides que souples, sont passibles du reproche inverse : leur ouverture inférieure a son bord plus ou moins tranchant, pas assez émoussé, dispositif très défectueux ; pour peu que l'estomac se contracte fortement pendant l'opération, sa paroi vient heurter contre le rebord de la sonde, d'où des érosions de la muqueuse ;

il n'est pas rare, dans ces cas, de voir le liquide teinté de sang à sa sortie de l'estoma.. Nous avons vu plusieurs fois ce fait se produire ; nous avons même observé des sujets chez lesquels le lavage pratiqué au moyen d'une sonde ainsi conditionnée provoquait à chaque fois une gastrorrhagie, qui n'existait pas si l'on venait à se servir d'une sonde à bout arrondi.

On conçoit de quelle importance est ce détail, lorsque les malades soumis au lavage sont des alcooliques dont l'œsophage et l'estomac sont souvent le siège de varices, et dont la paroi stomacale est toujours congestionnée, la muqueuse très-friable, ainsi que chez les hémophiliques, les cachectiques et surtout chez les sujets atteints de cancer ou d'ulcère de l'estomac en voie d'évolution ou de cicatrisation.

La plupart des sondes portent à un ou deux centimètres de leur extrémité inférieure une ouverture latérale, dont la présence est justifiée si l'extrémité inférieure est arrondie et son orifice rétréci, mais qui, dans les cas contraire, nous semble inutile et même nuisible au bon fonctionnement de la sonde. En effet, si l'on veut vider une bouteille pleine, au moyen du tube plongeant jusqu'au fond, et en se mettant dans les mêmes conditions que pour le lavage de l'estomac c'est-à-dire en amorçant la sonde et en lui faisant jouer le rôle de siphon, il est impossible d'évacuer complètement le liquide, lorsque le tube porte une ouverture latérale ; le vase se vide, au contraire, en totalité, si cette ouverture n'existe pas et si la sonde n'est perforée qu'à son extrémité.

L'emploi d'une sonde à ouverture latérale est justifié lorsque l'estomac du malade contient des aliments non digérés ; dans ce cas le reflux du liquide peut s'effectuer par l'orifice latéral quand ces matières ont obturé l'ouverture située à l'extrémité ; et encore cette justification est, jusqu'à un certain point, illusoire, car l'orifice latéral se bouchera bientôt à son tour et il faudra retirer la sonde, la déboucher, et l'introduire à nouveau pour pouvoir continuer le lavage.

Quant à la partie supérieure du tube, elle doit être suffisamment longue pour que son orifice évasé sur lequel s'adapte un entonnoir se trouve à un niveau beaucoup plus bas que l'estomac, quand le tube fait fonction de siphon; elle doit avoir une longueur moyenne de 0,90 centimètres.

Les appareils les plus fréquemment employés, nous pourrions presque dire les seuls employés, sont le tube de Faucher et celui de Debove. On trouve, de plus, dans le commerce, certains appareils qui sont des imitations de ces tubes et dont certains, en raison de leur bas prix, sont peu lisses et ont même leur surface extérieure rugueuse; il n'est pas besoin de faire remarquer que ces sondes ne doivent jamais être employées; elles exposent aux traumatismes du pharynx, de l'œsophage et du cardia.

Nous avons fait construire récemment une sonde évitant les inconvénients qui existent dans les tubes de Faucher et de Debove et dans ceux que l'on trouve dans le commerce. L'un des défauts de ces sondes est d'avoir la limite d'enfoncement de la sonde fixe et indiquée l'une par un trait, l'autre par un disque métallique immobile. Or, il est évident que la longueur de la petite branche du siphon, c'est-à-dire sa partie œsophagienne, doit varier d'un sujet à un autre, suivant sa taille, suivant qu'il a l'estomac plus ou moins dilaté ou abaissé; elle varie en d'autres termes, suivant la distance comprise entre les arcades dentaires et la grande courbure de l'estomac, distance facile à mesurer en examinant le malade.

Et même, sans mensuration, on arrive facilement à déterminer la longueur du tube à enfoncer.

En effet, après avoir poussé le tube jusqu'à la limite moyenne d'introduction (0,50 cent.) on verse une petite quantité d'eau (un verre environ); lorsqu'on abaisse la longue branche du tube, il peut arriver que le siphon fonctionne, que le liquide s'écoule; la branche œsophagienne dans ce cas plonge exactement dans le liquide introduit. Si, au contraire, elle est trop enfoncée, elle se recourbe et il peut arriver que l'orifice terminal, se trouvant à un niveau supérieur à celui du liquide, ne plonge plus intégralement dans celui-ci, ou que l'ouverture latérale de la sonde soit hors du liquide ; celui-ci, dans ce cas, ne s'écoulera pas au dehors ; il est inutile de faire remarquer qu'il en sera de même si la sonde ne plonge pas dans le liquide jusqu'au-dessus de son ouverture latérale. On arrive par tâtonnement, en enfonçant ou en retirant la sonde, à déterminer exactement la longueur de la petite branche du siphon ; mais ces tentatives sont toujours plus ou moins pénibles pour le malade et il est bien plus simple de fixer par les mensurations la longueur du tube à introduire. Il s'agit, pour cela, de déterminer la limite inférieure de l'estomac, le niveau de la grande courbure sur la ligne médiane, au moyen de la percussion. On n'a ensuite qu'à mesurer la distance comprise entre cette limite et la base du larynx, c'est-à-dire du cartilage cricoïde, base qui se trouve au niveau de l'extrémité inférieure du pharynx, et à ajouter 20 centimètres, longueur moyenne de l'espace compris entre les arcades dentaires et la limite du pharynx et de l'œsophage. (Pour un sujet de taille moyenne, avec un estomac de dimensions normales, la longueur de la sonde à introduire est environ de 50 centimètres).

Ce procédé est le plus simple pour déterminer la distance comprise entre les dents et la grande courbure de l'estomac ; il donne des résultats suffisamment exacts.

Pour arriver à mesurer plus exactement les dimensions de l'estomac, on a employé divers autres procédés plus complexes, mais qui ne sont pas sans inconvénient, ni sans danger, tels : celui de Leube, qui consiste à introduire une sonde rigide dans l'estomac jusqu'à ce qu'elle ne puisse plus être poussée, et à en sentir l'extrémité à travers la paroi abdominale, celui de Rosenbach, celui de Neubauer, de Jaworski, que nous ne ferons que citer, et le procédé ingénieux de Thiébault (ou procédé du fil à plomb), qui consiste à introduire une sonde œsophagienne à l'intérieur de laquelle se trouve un fil, terminé par un disque métallique situé à l'extrémité inférieure de la sonde. Une fois le cardia franchi par la sonde, on laisse glisser le fil ; le disque métallique tombe au fond de l'estomac. On mesure la longueur du fil qui a glissé et on l'ajoute à la longueur du tube introduit à partir des arcades dentaires.

Ce procédé fournit assurément des données plus précises, mais il est moins pratique que la percussion qui, surtout quand on constate le bruit de clapotage, permet de mesurer assez exactement la longueur de sonde à introduire pour que l'extrémité de celle-ci plonge dans le liquide versé dans l'estomac. D'ailleurs, si le liquide ne sort pas par le siphon amorcé, il suffit de le retirer ou de l'enfoncer peu à peu jusqu'à ce que le reflux du liquide indique la limite d'enfoncement de la sonde.

Avec le tube ordinaire, on n'a qu'à mesurer la distance qui sépare ce point de l'index métallique de la sonde Debove ou du trait circulaire de la sonde Faucher.

Si l'on se sert d'une sonde graduée, telle celle que nous avons fait construire, on n'a qu'à lire le degré qui correspond au niveau des arcades dentaires, et qui marque la limite à laquelle devra, à chaque lavage, être enfoncé le tube. Nous avons fait ajouter à notre sonde un anneau mobile, en corne, d'un diamètre intérieur égal au diamètre extérieur de la sonde, et que l'on fait glisser jusqu'à ce qu'il se trouve au niveau des incisives.

Cet anneau est, à son pourtour, creusé d'une gouttière pour qu'il puisse être plus facilement fixé entre les dents. La constriction exercée par les dents sur cet anneau, immobilise la sonde et prévient, dans la plus large mesure possible, les vomissements et les nausées qui rendent habituellement l'opération pénible ; un autre avantage de ce dispositif est que la sonde est fixée sans que la pression s'exerce sur elle-même, par conséquent, sans que son calibre soit rétréci.

Le lavage est ainsi rendu facile et sans danger.

Nous résumerons dans les termes suivants les conditions que doit remplir une sonde pour pouvoir être employée au lavage de l'estomac (sauf les questions de détail) : 1° La surface externe doit être absolument lisse, polie, dans sa partie œsophagienne ; 2° la sonde ne doit être ni trop rigide, ni trop souple, mais demi-rigide ; 3° son extrémité inférieure doit avoir son bord émoussé, arrondi ; 4° son calibre doit être assez fort pour laisser passer les détritus d'aliments de moyen volume, et nous ajouterons que la longue branche du siphon ou partie extraœsophagienne doit avoir son calibre au moins égal à celui de la partie œsophagienne.

A propos des sondes à double courant, nous ne pouvons mieux faire que répéter ce qu'en dit M. Bouveret dans son *Traité des maladies de l'estomac* (Paris 1893, p. 342) : avec elles, écrit M. Bouveret « on n'est jamais bien sûr d'éviter la réplétion exagérée de l'estomac. D'ailleurs, la sonde à double courant a un autre inconvénient ; les deux cavités en sont nécessairement plus étroites que le calibre du tube de Faucher, elles sont très facilement oblitérées par les résidus alimentaires », et il en résulte que l'oblitération du tube de reflux expose, sinon à la rupture de l'estomac, du moins à sa réplétion exagérée, pour peu que l'opérateur tarde d'interrompre l'afflux du liquide. En tout cas, même alors que l'appareil fonctionne bien, l'eau s'accumule dans l'estomac, en amène la distension, ce qui provoque une sensation de pesanteur pénible et souvent douloureuse chez le patient, et l'évacuation complète de l'estomac est impossible.

Il est inutile, d'après cela, de faire ressortir que le lavage pratiqué au moyen de ces instruments ne remplit qu'une des conditions, à savoir le nettoyage de la cavité gastrique, mais, en revanche, il nous semble contre-indiqué précisément dans les cas de stagnation de détritus alimentaires, non seulement en raison du danger d'obturation du tube de reflux, mais aussi pour la raison suivante : Il y a stagnation de résidus de la digestion dans l'estomac principalement quand cet organe est dilaté, et quand les plans musculaires sont atteints d'atonie ; au lieu de provoquer la contraction de l'estomac, de l'exciter (but que remplit le lavage par la sonde ordinaire) on augmente encore cette dilatation et cette atonie par le lavage à double courant, à cause de l'accumulation du liquide.

Aussi doit-on rejeter les sondes à double courant, pour le lavage de l'estomac.

PROCÉDÉ OPÉRATOIRE

Quand au procédé opératoire, c'est-à-dire l'introduction du tube et le lavage lui-même, il est des plus simples, et n'offre quelques difficultés que lors de la première application.

Pour rendre la sonde plus glissante, on en trempe simplement la partie inférieure dans de l'eau tiède ou dans le liquide qui doit servir au lavage, au lieu de l'enduire, comme on l'a conseillé, de glycérine, vaseline ou d'un corps gras, qui sont toujours plus ou moins répugnants.

On a compliqué à plaisir l'introduction de la sonde dans les premières voies digestives, on a écrit (et nous avons vu des confrères mettre ces conseils en pratique) que l'opérateur doit introduire l'index gauche jusqu'au fond de la gorge pour abaisser la base de la langue et l'épiglotte, guider la sonde et l'empêcher de passer dans les voies respiratoires, manœuvre non seulement inutile, mais très pénible pour le patient chez qui elle provoque de la suffocation et qui, si peu timoré ou nerveux qu'il soit, refuse souvent de se soumettre à l'opération, après un premier essai.

Il est beaucoup plus simple pour l'opérateur et beaucoup moins pénible pour le patient de procéder avec douceur.

Si on a affaire à des personnes très nerveuses, on peut éprouver des difficultés dans l'introduction de la sonde, en raison de l'hyperexcitabilité du fond de la gorge ; dans ces cas, un badigeonnage avec une solution aqueuse ou glycérinée de cocaïne au 1/50me, une potion bromurée donnée la veille au soir, rendent l'opération plus facile. Nous avons été rarement obligé de recourir à la première de ces précautions, la plupart des malades trouvant le goût et la sensation produites par la cocaïne plus désagréables que le contact du tube au fond de la gorge.

Afin de prévenir les accidents que l'on peut voir survenir au cours du lavage de l'estomac, il est de toute nécessité de faire un examen minutieux du malade, afin de s'assurer qu'il n'a pas de lésion contre indiquant le cathétérisme (nous étudierons plus loin ces contre-indications), car il faut savoir, dans certains cas, s'en abstenir ; mais, nous ne saurions trop le répéter, il ne peut y avoir d'accident dû au lavage de l'estomac que dans les cas où cette petite opération est contre-indiquée. Il est, de plus, prudent de faire enlever les dents artificielles dont le sujet peut être porteur, surtout si l'appareil prothétique est défectueux ou peu solide.

Avant l'opération, il importe de rassurer le malade, de lui persuader que l'introduction de la sonde est chose facile, de l'engager à respirer largement, librement et lentement pendant le lavage ; de lui faire même pratiquer, comme exercice préparatoire, de larges inspirations, avant le commencement de l'opération ; de le prier de ne pas se raidir, de ne pas faire d'effort pouvant amener de la suffocation, le spasme du pharynx et de la congestion cérébrale, et enfin de faire des mouvements de succion et de déglutition au moment où la sonde passe de la bouche dans le pharynx et progresse dans l'œsophage.

Le malade, quand il n'est pas trop timoré, réussit souvent à s'introduire lui-même le tube jusque dans l'estomac, dès la première séance ; l'opération faite par le patient, est toujours beaucoup moins pénible pour lui. Aussi, lorsque nous n'avons pas affaire à des sujets trop timorés, nous les engageons, dès la première séance, à déglutir et à enfoncer eux-mêmes la sonde.

Pour ce qui est du *modus faciendi* du patient nous ne pourrions mieux faire que reproduire celui conseillé par Oser : « Le malade saisit le tube entre le pouce et l'index de la main droite, à dix centimètres environ de son extrémité, il le place sur le dos de la langue pour le faire progresser ensuite peu à peu, à l'aide de mouvements successifs de déglutition, dans l'intervalle desquels le tube s'enfonce de plus en plus dans l'œsophage. »

Si le sujet ne parvient pas à avaler lui-même la sonde, dès les premiers essais, il ne faut pas lui laisser trop prolonger ses tentatives ; c'est à l'opérateur à intervenir, en procédant avec douceur. Le procédé qui nous a paru le plus favorable est le suivant, que nous avons adopté : Le malade étant assis sur une chaise et légèrement penché en avant, l'opérateur lui entoure de son bras gauche la tête qui se trouve ainsi appuyée en arrière et immobilisée, puis de la main droite tenant la sonde comme un porte-plume, à dix centimètres environ de son extrémité, il la place sur la langue et la pousse progressivement pendant que le patient fait quelques mouvements alternatifs de succion et de déglutition. Grâce à ces mouvements et à la pression exercée sur la sonde, celle-ci pénètre dans le pharynx, puis dans l'œsophage, tandis que l'opérateur continue à pousser le tube avec sa main droite qui progresse alternativement dans le même sens et en sens inverse du tube.

L'introduction de la sonde jusque dans l'estomac est ainsi très rapide, et se fait entre deux inspirations. On prie alors le patient de respirer ; le premier mouvement inspiratoire est souvent difficile, le malade se contractant la glotte ; il suffit de lui conseiller de souffler, d'expirer, pour que l'évacuation de l'air contenu dans les alvéoles pulmonaires détermine aussitôt une inspiration ; dès ce moment la respiration s'établit en général, surtout si l'on engage de temps en temps le malade à inspirer et à expirer librement et profondément.

Il peut arriver aussi que survienne un spasme de la glotte et du pharynx au moment où le tube arrive à l'entrée du pharynx ; l'instrument trouve là un obstacle à sa progression ; il faut alors maintenir le tube en poussant légèrement, et bientôt celui-ci pénètre à la faveur d'un mouvement reflexe de déglutition ou à la suite d'une nausée ou d'un effort de vomissement.

Souvent le patient fait des tentatives pour arracher la sonde ; il est indispensable, dans ce cas, de lui faire maintenir les mains par un aide jusqu'à ce que la période d'excitation soit passée.

En général le cardia se laisse franchir sans difficulté, quelquefois pourtant, il se produit un spasme de cet orifice au moment de l'arrivée de la sonde à son niveau, mais une légère pression suffit à le vaincre. Il ne faut pourtant pas alors pousser trop énergiquement, car le tube risquerait de se replier et ne pénétrerait pas dans l'estomac.

En procédant de la façon exposée plus haut, le cathétérisme est rapide, facile, peu pénible pour le malade, et ne provoque ni nausée, ni suffocation. Etant donné, que le tube est, pour ainsi dire, avalé, on ne court aucun risque de le pousser dans le larynx, accident que beaucoup redoutent mais bien à tort et que, pour notre part, nous n'avons jamais vu se produire.

Une fois la sonde poussée jusqu'au niveau probable de la limite inférieure de l'estomac, on verse par l'entonnoir, adapté au tube et élevé à un niveau au moins égal à celui de la tête du patient, 200 à 350 grammes environ du liquide qui doit servir au lavage ; aussitôt que le niveau du liquide arrive au fond de l'entonnoir, on abaisse vivement celui-ci à un niveau inférieur à celui du creux épigastrique du patient pour empêcher la sonde d'être démorcée. On voit le liquide refluer en ramenant des mucosités, de la bile ou des détritus d'aliments. Dans le cas où la sortie du liquide se ferait mal, incident dû à ce que l'extrémité de la sonde n'arrive pas jusqu'au fond de l'estomac, on n'a qu'à enfoncer ou retirer (suivant la taille du malade et la distance présumée des arcades dentaires au bord inférieur de l'estomac) la sonde, d'un ou plusieurs centimètres, jusqu'à ce que le reflux soit régulier. Quand on a bien déterminé la limite d'enfoncement de la sonde, et si celle-ci est munie d'un anneau mobile, on pousse celui-ci jusqu'au niveau des dents et on prie le malade de serrer les machoires en respirant librement, de rester bien calme et de pencher légèrement la tête en avant.

Il ne reste plus qu'à faire jouer le siphon, en versant de l'eau (par demi-litre environ) dans l'entonnoir, que l'on élève au-dessus de la tête du malade, puis que l'on abaisse le plus bas possible, et ainsi jusqu'à ce que le liquide soit limpide à son retour ; on le laisse alors s'écouler complètement et on retire lentement le tube, mais en s'arrêtant un instant, si à un point déterminé on voit l'écoulement se reproduire.

Pendant l'opération, le patient n'a qu'à se tenir immobile, la tête légèrement penchée en avant, en respirant tranquillement et en évitant de faire des mouvements de déglutition qui pourraient provoquer des nausées et des vomissements.

Il peut arriver que la sonde, au cours de l'opération, se trouve obturée par des matières solides ; on prie dans ce cas le malade de faire des efforts de toux pour chasser l'obstacle. Si l'on ne peut y parvenir, on injecte de l'eau dans la sonde au moyen d'une grosse seringue ou d'une poire en caoutchouc, et l'obstacle est refoulé dans l'estomac, ou bien l'on retire la sonde que l'on débouche par expression ; puis on y fait passer de l'eau sous une assez forte pression et on l'introduit à nouveau.

Après trois ou quatre séances, parfois après une seule, l'introduction du tube n'offre plus aucune difficulté, le patient avale lui-même la sonde sans que l'opérateur ait à intervenir pour cela, et bientôt il arrive à se laver l'estomac sans aide : pendant l'opération, il maintient la sonde fixe en serrant celle-ci ou l'anneau qui l'entoure, entre les dents ; il verse avec la main droite le liquide dans l'entonnoir qu'il tient de la main gauche, etc.

Il est nécessaire, dans certains cas, que le liquide arrive dans l'estomac avec une certaine force, tant pour le nettoyer complètement que pour en exciter les plans musculaires ; tels les cas de gastrite catarrhale, ceux de dilatation stomacale, et ceux de perversion dans les sécrétions gastriques avec stagnation de détritus d'aliments non digérés. Dans le premier cas, en effet, le mucus est souvent épais, très-adhérent à la paroi stomacale, et ne peut être détaché que par un jet d'une certaine violence ; dans le second cas, il faut une sorte de douche intra-stomacale ; il en est de même dans le dernier cas : les détritus d'aliments ayant pour la plupart, une densité supérieure à celle du liquide, resteraient dans le bas-fonds de l'organe, si le jet arrivant avec une certaine violence, ne délayait fortement le magma intra-stomacal, en ramenant à sa surface les détritus solides et en facilitant ainsi leur sortie par la sonde.

Ces indications peuvent être remplies facilement, même avec le simple tube en caoutchouc ; car pour augmenter ou diminuer la force du jet liquide, on n'a qu'à élever plus ou moins l'entonnoir et la partie supérieure de la sonde. Dans les cas auxquels nous venons de faire allusion, il suffit d'augmenter la pression de la colonne liquide en élevant le plus haut possible l'entonnoir adapté à la grande branche du siphon (la partie extérieure du tube), pendant l'introduction du liquide.

Quelle quantité de liquide peut-on employer? — Quant à la quantité d'eau que l'on doit introduire à chaque jeu du siphon, elle varie suivant les cas, suivant la capacité de la cavité gastrique, suivant sa tolérance. C'est une règle générale, qu'il ne faut jamais introduire, à la fois, de grandes quantités de liquide, ne jamais remplir un estomac, surtout un estomac dilaté, car outre la sensation très-pénible qu'éprouverait le malade, la pression du liquide distendrait l'organe et en aggraverait la dilatation. Sauf dans des cas particuliers, la quantité de liquide à introduire à chaque jeu de siphon varie de 1/4 à 1/2 litre ; nous dépassons rarement ce dernier chiffre, car, outre qu'il y a des inconvénients à aller au-delà, il est des limites à la tolérance de l'estomac : si l'on verse trop de liquide, l'estomac se révolte, se contracte fortement, les nausées surviennent, et le liquide est rejeté par vomissements ; le tube lui-même peut être expulsé avec violence. De plus, le malade éprouve une sensation de pesanteur, de plénitude stomacale douloureuse, quand le volume du liquide dépasse les limites de la tolérance gastrique.

Il est pourtant des cas où l'on peut aller au-delà de la quantité moyenne que nous avons fixée ; c'est lorsque l'on a affaire à des estomacs très-dilatés, avec stagnation et fermentations putrides des résidus alimentaires. La paroi musculaire de l'organe réagissant peu ou pas, il est nécessaire parfois d'employer un litre et plus de liquide pour que le siphon puisse fonctionner, afin d'assurer le retour du liquide, de délayer suffisamment le magma contenu dans l'estomac, d'assurer la sortie des détritus et de faire, par conséquent, un nettoyage aussi complet que possible. Mais il importe de suspendre l'introduction du liquide dès que le patient accuse une sensation désagréable ou douloureuse.

La quantité totale de liquide à faire passer dans l'estomac et, par là même, la durée de l'opération varient suivant les cas ; en règle générale, il importe de prolonger le lavage jusqu'à ce que le liquide sorte clair et limpide ; on peut parfois le continuer vingt minutes, en faisant passer de petites quantités d'eau à la fois.

Nous citerons à ce sujet l'observation (sur laquelle nous reviendrons plus loin) d'une de nos malades atteinte de dilatation énorme de l'estomac avec stagnation de détritus putrides des digestions, et chez qui nous dûmes, pendant plusieurs jours consécutifs, employer 30 litres d'eau de Vichy, versée litre par litre, sans arriver au nettoyage complet de la cavité gastrique, et sans que la patiente fut incommodée de la durée de l'opération et de la quantité de liquide.

Et, à ce sujet, nous ajouterons que, dans certains cas de dilatation stomacale avec rétention de débris alimentaires fermentés, il est nécessaire de mobiliser plusieurs fois la sonde au cours de l'opération, de la retirer légèrement puis l'enfoncer à nouveau un peu plus ou un peu moins profondément, sinon on peut laisser dans l'estomac du liquide et même des débris d'aliments. On serait étonné ensuite de voir parfois le malade vomir de l'eau, du mucus et des détritus d'aliments, alors que le liquide était ressorti limpide par la sonde, et que l'on avait des raisons de croire que l'évacuation avait été complète.

Ce fait n'est pas très-rare ; il est dû, probablement, à des malformations pathologiques de l'estomac (estomac en bissac) ; ainsi nous avons observé un malade chez qui le liquide versé par le tube, après avoir entraîné au dehors, à son retour, des quantités assez considérables de détritus alimentaires, sortait absolument clair ; mais si, au moment où l'on pouvait croire l'estomac bien nettoyé, on retirait légèrement, puis si l'on enfonçait à nouveau la sonde, en versant de l'eau par l'entonnoir, le liquide ramenait un sorte de bouillie constituée en grande partie par des débris alimentaires. Ce fait joint aux symptômes éprouvés par le malade rendent vraisemblable le diagnostic d'*estomac bilobé* (en bissac).

Si, malgré les mouvements imprimés au tube, tout le liquide introduit ne sort pas, il suffit, le plus souvent, de faire tousser le patient, ou de pratiquer l'expression, la malaxation de la paroi stomacale pour déterminer l'évacuation à peu près complète.

Il est important de retirer le tube lentement, en s'arrêtant, si l'on voit, à un point donné, du liquide refluer par la sonde, pour continuer l'extraction quand le liquide a cessé de couler. On est ainsi parfois amené à faire deux ou trois pauses pendant l'extraction de la sonde.

Le nombre et la répétition des lavages de l'estomac. — Si le lavage de l'estomac donne les meilleurs résultats dans les cas où il est indiqué, sa répétition trop fréquente n'est pas dépourvue d'inconvénients, elle peut même être nuisible et provoquer des désordres généraux, des troubles assez sérieux de la nutrition. Un assez grand nombre de sujets atteints de dilatation stomacale avec stagnation prolongée et fermentations anormales des aliments, sentent, aussitôt après le lavage, disparaître tous les malaises consécutifs à la rétention gastrique et aux fermentations, et survenir une sensation de bien-être ; aussi ont-ils tendance à répéter le lavage lorsque, après le repas, reparaissent leurs malaises, et à en abuser, par conséquent. De cet abus peuvent résulter, comme le fait remarquer M. Hayem, des désordres plus ou moins graves : « dénutrition, augmentation de l'amaigrissement, diminution des chlorures urinaires, etc. Enfin, c'est dans ces cas, aussi bien qu'à la suite de vomissements abondants, que peuvent survenir des accidents de tétanie et de collapsus algide, accidents déjà signalés par Küssmaul e' dans la genèse desquels les grandes soustractions de liquide prennent la part prépondérante » *(loc. cit. p. 545)*. Ces accidents se produisent surtout lorsque le lavage se fait après le repas, au moment où l'estomac est rempli de liquides et de masses alimentaires, dont une partie aurait pu être utilisée (Hayem). Le nombre des lavages doit être réglé par le degré de la rétention et de l'activité des fermentations anormales. On ne doit pas dépasser deux lavages par jour. Au bout de quelques jours, la rétention a diminué, et on se borne à un lavage quotidien. On en diminue ensuite le nombre (deux fois, puis une fois par semaine), au fur et à mesure des progrès de l'amélioration (Bouveret). Pour notre part, nous avons eu rarement l'occasion d'avoir à faire le lavage deux fois par jour; un lavage quotidien est presque toujours suffisant et en s'y limitant on se met à l'abri des accidents consécutifs à l'abus.

Moment où doit être pratiqué le lavage stomacal. — Nous avons coutume de laver l'estomac de nos malades le matin, à jeun; on n'enlève ainsi que la plus petite partie possible des aliments ingérés, et on ne court aucun risque de provoquer des troubles de la nutrition.

Il est bon que les malades fassent un repas léger une demi-heure à une heure après le lavage, surtout quand celui-ci est pratiqué à l'eau de Vichy, en raison de l'augmentation de la sécrétion normale des glandes gastriques, qui assure une digestion plus complète. Pour les raisons que nous avons exposées plus haut, on ne doit, quand il est indiqué de procéder deux fois par jour à l'opération, le faire que longtemps après le repas (cinq heures environ).

Il est parfois utile de pratiquer le lavage de l'estomac le soir, cinq heures environ après le dîner, pour débarrasser la cavité gastrique des détritus alimentaires, des sécrétions de la journée et assurer au malade une bonne nuit.

ACTION PHYSIOLOGIQUE
DU LAVAGE DE L'ESTOMAC

Le lavage de l'estomac a une action complexe ; il n'agit pas seulement, comme on a tendance à le croire, en débarrassant l'organe des mucosités, de la bile et des résidus des digestions. S'il constitue le meilleur évacuant stomacal, il doit encore être considéré comme un vrai pansement pour la muqueuse enflammée ou altérée, surtout s'il est pratiqué au moyen de solutions ou de liquides médicamenteux appropriés. Il trouve donc, en raison de cette action topique, une indication formelle dans les diverses formes de gastrite dont il est le mode de traitement le plus rationnel, de même que le lavage antiseptique de la vessie est le traitement le meilleur et le plus rationnel du plus grand nombre des affections vésicales.

Là ne se bornent pas les effets du lavage stomacal ; il a un rôle plus complexe, qui élargit considérablement le cadre de ses applications thérapeutiques. Ainsi que le fait remarquer M. le professeur Hayem, « les lavages intra-stomacaux constituent un procédé extrêmement puissant, permettant d'agir sur l'estomac non seulement mécaniquement, mais aussi en modifiant la vitalité et le fonctionnement de tout l'organe par suite de l'excitation des nerfs de la muqueuse et des altérations que peuvent subir les éléments anatomiques au contact de la solution utilisée.

« Ils déterminent donc des effets très complexes, les uns communs, inhérents à l'acte même du lavage, les autres particuliers, dépendant de la constitution du liquide employé. » (1)

Nous n'envisagerons ici que les effets inhérents à l'acte du lavage lui-même, nous réservant d'étudier les effets dépendant du liquide, dans un chapitre consacré au choix du liquide.

Le lavage de l'estomac exerce une action mécanique *directe* sur la cavité gastrique et une action *indirecte* reflexe sur tout le tube digestif et sur ses annexes.

A l'action mécanique se rapportent l'évacuation, le nettoyage de l'estomac et le rôle topique du lavage, variable suivant la nature du liquide employé. C'est là sa principale action, et c'est elle qu'ont eu en vue les premiers promoteurs du pompage et du siphonage de l'estomac.

Le lavage débarrasse cet organe des mucosités, de la bile, des débris d'aliments plus ou moins fermentés, du sang couleur marc de café, des gaz, des produits putrides, du suc pancréatique, etc. qui peuvent s'y accumuler dans les diverses affections du tube digestif. Il fait ainsi, par action directe, cesser les vomissements en supprimant leur cause, c'est-à-dire les substances qui séjournent dans l'estomac ; il prévient ou enraye l'auto-infection produite par les produits des fermentations gastro-intestinales et les accidents qui en dépendent. Cette action est assez connue et assez évidente, sans que nous ayions besoin d'insister.

Les effets *indirects, réflexes,* du lavage sont beaucoup plus variés ; ils se rattachent à l'excitation produite par l'introduction elle-même et la présence du tube à travers la bouche, le pharynx, l'œsophage et dans l'estomac et, aussi à l'excitation produite par l'arrivée du liquide dans l'estomac et par sa sortie.

Il se produit une double excitation : excitation des plans musculaires et excitation des appareils sécréteurs, généralisées à tout le tube digestif.

(1) HAYEM. — *Leçons de thérapeutique. Les Médications.* 4e série, Paris, 1893, p. 543.

Le premier effet de l'introduction du tube est l'excitation des glandes salivaires dont la conséquence est une sécrétion abondante de la salive qui souvent s'écoule hors de la bouche pendant toute la durée de l'opération ; puis, à mesure que le tube progresse, surviennent, du moins chez les sujets non habitués au lavage, des spasmes du pharynx, de l'œsophage et du cardia. Le spasme du pharynx cesse rapidement lorsqu'on emploie le procédé que nous avons exposé au chapitre précédent. Quant aux spasmes de l'œsophage et du cardia, ils se répètent plusieurs fois pendant l'opération, chez les sujets nerveux, au point de comprimer la sonde, si elle est trop molle, de gêner par conséquent le reflux du liquide et même l'extraction du tube.

Du côté de l'estomac, la présence de la sonde et l'introduction du liquide provoquent aussi des contractions souvent assez intenses pour expulser violemment le tube, lorsque celui-ci n'est pas fixé par les dents ou maintenu par la main. Même lorsque ces contractions ne sont pas apparentes et ne provoquent pas de nausées et de vomissement, il n'est pas rare que la main appliquée sur l'épigastre du patient puisse les percevoir. C'est en vertu de cette action que le liquide introduit peut être évacué en totalité ou presque en totalité. Ainsi, un estomac dilaté, atone, est difficile à vider complètement, tandis que, si des contractions stomacales, même légères, viennent aider le reflux du liquide, celui-ci est évacué en totalité ou à peu près, comme nous en avons eu la preuve dans de nombreuses expériences que nous avons faites à ce sujet. A peine reste-t-il, dans la majeure partie des cas, un demi, ou au plus, un verre de liquide qui peut être resté dans l'estomac ou avoir passé dans l'intestin. En raison de cette action sur la contractilité de l'estomac, le lavage est indiqué dans l'atonie gastrique, non seulement au point de vue de l'évacuation des détritus qui séjournent dans l'organe, mais aussi au point de vue de l'excitation produite ; dans ces cas, le retour des contractions est de règle, et, par là même, la diminution de volume de l'estomac, au bout de quelques lavages.

Nous avons observé un assez grand nombre de malades dont l'estomac était le siège d'une atonie telle que non seulement la présence du tube dans l'estomac et le lavage lui-même ne provoquaient pas de vomissements, ni de nausées, mais aussi que l'on éprouvait des difficultés pour retirer le liquide introduit ; l'écoulement du liquide hors de l'estomac se trouvant à chaque instant interrompu, on était obligé pour assurer le reflux de faire tousser fréquemment les malades. Dans à peu près tous ces cas, l'estomac, après un certain nombre de lavages, a recupéré sa contractilité, le liquide est évacué sans aucun arrêt, et, de plus, sa présence dans l'estomac provoque des vomissements, par suite de contractions stomacales violentes. Ces faits sont loin d'être rares

Ces effets sont très-prononcés quand on se sert d'eau froide, mais ils se produisent aussi au moyen de l'eau tiède ou chaude, ainsi que M. G. Sée l'a démontré *(Académie de Médecine*, 1er mai 1888), et ainsi que nous l'avons constaté bien souvent ; l'excitation produite par l'introduction d'un liquide froid dans l'estomac est en général fort désagréable, beaucoup trop violente et peut arriver à produire de l'hypersthénie gastrique.

En conséquence de l'excitation de la couche musculaire de l'estomac, le lavage provoque du côté de l'intestin des modifications qui peuvent se résumer ainsi : 1° Propagation des contractions stomacales à l'intestin ; 2° Contractions des muscles de la paroi abdominale, synergiques aux contractions de l'estomac et provoquant par elles-mêmes une sorte d'excitation de toute la masse intestinale ; 3° Par suite de l'évacuation du contenu solide, liquide ou gazeux de l'estomac, il se produit une diminution de la tension intra-abdominale, qui permet la régularisation et l'ampliation des mouvements du diaphragme (Debove et Rémond).

Les contractions intestinales peuvent faire remonter dans l'estomac, ce qui est fréquent, une certaine quantité de bile et de suc pancréatique ; « d'autre part, la constipation peut être influencée par le fait de l'augmentation de la péristaltique intestinale ». (Hayem.)

Cette action du lavage de l'estomac est-elle dûe tout entière à la propagation des contractions gastriques à l'intestin et à l'évacuation de l'estomac? Nous ne le pensons pas, et nous croyons, avec Rehn, Schlegtendal, Sigg, Peters, Duret, Wigniolle, etc., que le siphonnage vide non seulement l'estomac, mais aussi le duodénum lorsqu'il y a insuffisance pylorique, comme dans les cas d'obstruction intestinale. Nous reviendrons sur cette question avec plus de développements, dans le chapitre consacré à l'action du lavage de l'estomac dans l'obstruction intestinale.

L'excitation ne se limite pas à l'estomac et à l'intestin, elle se communique aux annexes du tube digestif, principalement à la vésicule et aux voies biliaires (de là les effets favorables du lavage dans des cas d'ictère simple et de coliques hépatiques).

Indépendamment des modifications sécrétoires dérivant de la nature du liquide employé, le lavage de l'estomac provoque par lui-même une excitation des glandes de la tunique muqueuse qui se traduit très-souvent à la fin de l'opération par l'apparition d'un liquide visqueux qui se mélange à l'eau qui a servi au lavage; ce liquide est, en général, composé de mucus et de suc gastrique; aussi le lavage est-il indiqué dans un grand nombre de cas d'hypopepsie, non seulement pour débarrasser l'estomac des résidus, des digestions, mais aussi pour activer les sécrétions normales.

En vertu de cette triple action (nettoyage, excitation musculaire, excitation sécrétoire), le lavage de l'estomac a des indications nombreuses que nous allons rapidement passer en revue; nous nous bornerons dans cette énumération aux applications thérapeutiques du lavage, sans nous occuper de son utilité comme moyen de diagnostic, et comme procédé d'alimentation artificielle.

APPLICATIONS THÉRAPEUTIQUES

DU

LAVAGE DE L'ESTOMAC

DANS LES INTOXICATIONS

C'est contre *l'empoisonnement arsenical* que Casimir Renault, en 1803, préconisait le lavage de l'estomac; mais il le considérait simplement comme évacuant. A ce titre, le lavage doit être institué dans tous les cas d'intoxication, s'étant faite par les premières voies digestives, à la condition d'agir, comme le faisait remarquer C. Renault, avant que le poison ait franchi le pylore.

Sauf les cas dans lesquels le sujet a avalé une notable quantité d'un liquide très-caustique, comme l'acide sulfurique, et qu'on a des raisons de croire à des ulcérations profondes sinon à une perforation de l'estomac (cas dans lesquels on se bornera à administrer les antidotes du caustique), dans toute espèce d'empoisonnement, « c'est aux évacuants, et surtout au lavage qu'il convient d'avoir recours. On ne peut trop recommander d'user de ce dernier procédé aussi rapidement que possible ; la vie du malade, la gravité ou la bénignité des accidents ultérieurs dépendent de la promptitude de sa mise en œuvre; on peut à défaut d'instrument spécial, employer n'importe quel tube en caoutchouc, comme le fit Ewald, dans un cas semblable. C'est d'ailleurs de cet essai heureux que date la substitution des sondes molles aux sondes rigides autrefois en usage » (1).

Même alors que les premiers symptômes d'empoisonnement se sont déclarés, il n'y a pas à hésiter; on doit par la sonde, soustraire la partie du poison restant encore dans l'estomac.

Quant au liquide à employer pour le lavage, il varie suivant la cause de l'empoisonnement.

En règle générale, si l'on a affaire à un poison non caustique, sans action irritante ni nuisible pour la muqueuse stomacale, on peut, à la rigueur, se servir d'eau pure ; dans le cas où le malade a ingéré un liquide ou un agent caustique, on introduira un liquide destiné à en neutraliser l'action : de l'eau de Vichy ou une solution fortement alcaline, s'il s'agit d'un cas d'empoisonnement par un acide, une solution ou plutôt du lait de magnésie, dans le cas d'empoisonnement par l'acide sulfurique, une solution acidulée, s'il s'agit d'un empoisonnement par l'ammoniaque, la potasse ou une autre alcali.

Quand on se trouve en face d'un empoisonnement par des poisons organiques, on doit laver l'estomac au moyen de solutions légèrement antiseptiques (eau chloroformée, solutions faibles du chloral, d'acide borique, d'acide phénique, d'eau naphtolée à 1 pour 1,000, d'eau sulfo-carbonée, etc.), ou au moyen de l'eau de Vichy, qui a la propriété d'empêcher et de supprimer les fermentations organiques acides; en cas d'empoisonnement par des alcaloïdes, on se servira de solutions de tannin et d'autres antidotes.

L'addition à l'eau qui doit entraîner hors de l'estomac la partie du toxique absorbé qui s'y trouve encore, de substances destinées à rendre insolubles les toxiques solubles, ajoute encore à l'action du lavage celle de l'antidote. Ces substances varient suivant la nature du poison; nous allons énumérer les principales à employer dans les cas d'empoisonnements *aigus* les plus fréquents, soit accidentels soit criminels.

(1) DEHOVE et RÉMOND. — *Traité des maladies de l'estomac.* Paris, 1893.

Empoisonnement par l'arsenic. — Il a lieu surtout au moyen de l'acide arsénieux et de ses sels employés en thérapeutique (arséniate de soude, liqueur de Fowler, liqueur de Pearson). Lorsque l'empoisonnement est récent, on peut se borner à faire le lavage à l'eau pure, mais il est préférable, surtout lorsque le médecin n'est pas appelé aussitôt, de laver l'estomac au moyen d'eau tenant en suspension de l'hydrate de sesquioxyde de fer gélatineux préparé récemment, qui forme avec l'acide arsénieux de l'arsenite de fer insoluble ; comme l'on n'a pas toujours sous la main ce corps, préparé fraîchement, il est préférable d'ajouter à l'eau une assez grande quantité d'hydrate de magnésie, afin d'amener la formation d'un arsenite de magnésium insoluble, ou d'employer une solution de 10 gr. environ de magnésie calcinée additionnée de 10 à 20 gr. de sulfate ferrique par litre d'eau, suivant la quantité présumée d'arsenic ingérée.

Empoisonnement aigu par le plomb. — Les sels de plomb qui provoquent des accidents aigus sont les azotates et les acétates ; les empoisonnements, soit criminels, soit accidentels, ont lieu surtout au moyen des solutions de ces sels employées pour l'usage externe (eau blanche, eau de Goulard, extrait de Saturne). On évacuera le contenu de l'estomac par le lavage à l'eau pure, à la rigueur, mais de préférence additionnée de quelques gouttes d'acide sulfurique ou encore mieux de 40 à 50 gr. de sulfate de magnésie ou de sulfate de soude par litre, sels qui forment avec le métal un sulfate de plomb insoluble ; à la suite on administrera une solution de 40 gr. d'un de ces sulfates pour rendre insoluble la quantité de poison passée dans l'intestin.

Empoisonnement par le mercure. — Toutes les préparations de mercure se transformant en bichlorure de mercure, sous l'influence des chlorures alcalins de l'organisme, d'après Mialhe et Hunter ; c'est donc le sublimé qui provoque les empoisonnements aigus par le mercure. — L'intoxication peut encore se faire par l'administration simultanée du calomel et de préparations d'amandes amères, de laurier-cerise (par formation de cyanure de mercure). — On lavera l'estomac au moyen de lait ou mieux d'eau albumineuse, qui formera avec le métal un albuminate de mercure insoluble, à la rigueur, au moyen d'eau tenant en suspension de la farine, d'une eau sulfureuse, d'une solution d'un sulfure alcalin soluble (sulfure de sodium). Il est préférable d'employer l'eau albumineuse.

Empoisonnement aigu par le phosphore. — Il s'agit dans ce cas d'interveni 'nergiquement et immédiatement, car le pronostic est grave. Le lavage de l'estomac est utile, même un et deux jours après l'empoisonnement ; il sera pratiqué avec de l'eau tenant en suspension de 4 à 6 gr. d'essence de térébenthine par litre. Il faut s'abstenir des solutions alcalines qui, ainsi que l'a démontré Hugouncnq, favorisent la formation d'Hydrogène ph s noré.

Empoisonnement par l'opium et ses alcaloïdes. — Il faut tâcher d'évacuer ce qui reste de poison dans l'estomac par le lavage simplement pratiqué avec de l'eau pure. Le lavage est très-utile même lorsqu'il ne peut être pratiqué qu'un certain temps après l'empoisonnement, surtout dans l'empoisonnement par la morphine, ainsi que nous l'exposerons plus longuement dans le chapitre consacré à l'emploi du lavage dans les vomissements consécutifs aux injections de morphine.

Empoisonnement aigu par la cocaïne ingérée par la bouche. — On pratiquera le lavage avec de l'eau pure ou additionnée de tannin. Il va sans dire qu'en même temps, on doit instituer la médication antidote dans l'empoisonnement par la cocaïne (aspiration de nitrite d'amyde, d'iodure d'éthyle, injections d'éther) comme dans l'empoisonnement par l'opium (excitants et injections d'atropine) et par les toxiques violents et à absorption rapide, surtout lorsqu'on ne peut intervenir aussitôt.

Empoisonnement par l'alun. — Lavage de l'estomac avec de l'eau albumineuse.

Empoisonnement par l'antimoine et ses sels. — Lavage de l'estomac à l'eau additionnée de tannin (2 à 8 gr. par litre).

Empoisonnement par l'acide cyanhydrique. — Lavage de l'estomac à l'eau chlorée.

Empoisonnement par l'acide oxalique. — Lavage de l'estomac à l'eau de chaux.

Empoisonnement par l'iode et ses composés. — Lavage de l'estomac à l'eau amidonée.

Empoisonnement par le nitrate d'argent. — Lavage de l'estomac avec une solution de sel de cuisine.

Empoisonnement par le perchlorure de fer. — Lavage immédiat de l'estomac avec de l'eau additionnée de tannin.

Empoisonnement par une solution d'acide phénique. — Lavage de l'estomac avec une solution de sulfate de soude ou de magnésie.

Empoisonnement par l'aconit. — Lavage de l'estomac avec de l'eau additionnée de 1 gr. de sulfate de zinc ou de 0,10 à 0,30 cgr. de sulfate de cuivre par litre.

Empoisonnement par la belladone et l'atropine, par le datura. — Lavage de l'estomac avec des infusions de tannin, de noix de Galle, de café, de feuilles de ronce. Eviter les alcalins.

Empoisonnement par les alcaloïdes en général. — Lavage avec de l'eau additionnée de tannin.

Empoisonnement par les acides. — Si l'acide est dilué, le avage à l'eau de Vichy est suffisant ; on peut employer encore une solution de bicarbonate de soude de 10 gr. à 20 gr. par litre, avec de l'eau additionnée d'une quantité plus ou moins grande de magnésie suivant la quantité de liquide acide ingurgité, ou, à la rigueur, avec de l'eau de savon.

EMPOISONNEMENT PAR LES ALCALIS. — Lavage avec de l'eau vinaigrée, de l'eau acidulée.

Ainsi que nous l'avons dit, le lavage de l'estomac est contre-indiqué dans les cas d'empoisonnement par des acides ou des alcalis énergiques purs, lorsqu'on n'a pu intervenir aussitôt et lorsqu'il s'est produit des lésions ulcéreuses de l'œsophage, ou des ulcérations profondes de l'estomac.

EMPOISONNEMENT PAR LES CHAMPIGNONS. — Evacuer l'estomac par le lavage fait avec de l'eau pure, et atropine *per os* ou en injections, stimulants diffusibles.

EMPOISONNEMENTS ALIMENTAIRES (PAR DES ALIMENTS AVARIÉS, PUTRÉFIÉS, PAR LES CRUSTACÉS, LES MOLLUSQUES. etc.). — Lavage de l'estomac avec de l'eau de Vichy, pour enrayer les fermentations acides, ou au moyen de solutions antiseptiques, comme dans les cas de dyspepsies avec fermentations anormales. Purgatifs ; lait, etc.

Nous ne passerons pas en revue toutes les intoxications *per os*, nous nous bornons à énumérer les plus fréquentes. En règle générale, nous le répétons, on doit dans tous les cas recourir au lavage, de préférence qu'aux vomitifs ; le lavage, en effet, outre qu'il remplit le même but que le vomitif, offre entre autres avantages : une évacuation plus rapide et plus complète du poison hors de l'estomac ; par l'emploi de liquides et de solutions appropriées, il permet de neutraliser le poison avant son évacuation ; et de plus, comme une certaine quantité du liquide employé plus ou moins considérable suivant l'état du pylore, passe dans le duodénum, il permet de neutraliser la partie du toxique qui a déjà pénétré dans l'intestin.

Il va sans dire que l'on doit, lorsque l'empoisonnement remonte à quelque temps, lorsqu'on n'a pu intervenir aussitôt, instituer le traitement général antidote propre à chaque empoisonnement, pour combattre les effets du poison déjà absorbé et passé dans le torrent circulatoire.

LE LAVAGE DE L'ESTOMAC

DANS

LES DYSPEPSIES

Si le lavage de l'estomac a été employé tout d'abord contre les empoisonnements, ses applications se sont bien étendues, et on peut dire qu'il doit former la base rationnelle du traitement d'une grande partie des affections de l'estomac, tant dans les dyspepsies d'origine inflammatoire que dans celles d'origine chimique et que dans les dyspepsies d'origine mécanique.

Les *dyspepsies par troubles dans les sécrétions stomacales* doivent, pour la plupart, être rattachées aux dyspepsies d'origine inflammatoire, telles la gastrite aiguë, la gastrite chronique simple, la gastrite atrophique, la gastrite alcoolique ; mais toutes les formes de dyspepsies en rapport avec des troubles dans les sécrétions gastriques sont, dans la majorité des cas, justiciables du lavage de l'estomac, que les troubles digestifs aient pour cause la *gastrite alcoolique, la gastrite simple avec catarrhe muqueux, une hypersécrétion du suc gastrique, l'hyperchlorhydrie, ou l'hypochlorhydrie.* Ce procédé de traitement répond, en effet, à un double but : évacuation des sécrétions anormales ou perverties, et action topique sur la muqueuse stomacale.

DANS LES GASTRITES AIGUËS

Un grand nombre de cas de gastrites aiguës sont consécutives à l'ingestion de substances toxiques caustiques, et rentrent dans le domaine des empoisonnements auxquels est consacré le chapitre précédent.

Abstraction faite des gastrites toxiques, la gastrite aiguë peut être *simple*, *phlegmoneuse* ou *parasitaire*.

La *gastrite aiguë simple* reconnait le plus souvent pour cause des écarts de régime, des repas irréguliers et trop copieux; *l'embarras gastrique fébrile* se rattache à cette forme.

On peut en rapprocher aussi la gastrite aiguë parasitaire causée par la pullulation de microorganismes dans la paroi de l'estomac et dont le type est la gastrite charbonneuse, ou dans sa cavité : sarcines, levûres, qui par elles-mêmes ont peu d'action sur les tissus, mais qui provoquent des fermentations anormales dans le milieu gastrique, fermentations capables d'irriter la muqueuse.

Dans *l'indigestion*, *dans l'embarras gastrique*, le lavage de l'estomac est le traitement le plus rationnel, de même que dans *l'embarras gastrique fébrile*. Il est évident que la sonde employée doit être du calibre le plus gros possible, pour permettre la sortie des matières solides. Dans la dernière de ces affections, le lavage produit l'antisepsie stomacale et réduit à son minimum l'absorption des produits des fermentations gastro-intestinales, — surtout si l'on a soin d'administrer, en même temps, un purgatif.

De tout temps, en effet, la règle a été de faire vomir et de purger les malades atteints d'embarras gastrique, dans le but d'évacuer le tube digestif; mais le vomitif ne remplit qu'une des indications : l'évacuation; aussi est-il préférable de recourir au lavage, qu'il se soit ou non produit des vomissements. On a conseillé de laver, dans ce cas, l'estomac au moyen de solutions antiseptiques; mais, s'il n'y a pas des fermentations exagérées, on peut avantageusement substituer l'eau alcaline de Vichy à ces solutions, car elle remplit le rôle d'antiseptique en neutralisant les liquides et les débris acides contenus dans l'estomac, et en enrayant la pullulation des microorganismes, au cas même où ils ne seraient pas tous entraînés au dehors. Le lavage doit être encore préféré aux vomitifs parce qu'il produit une évacuation plus complète.

La gastrite aiguë parasitaire peut survenir dans le cours des maladies infectieuses, par suite du passage des microbes de l'intestin (fièvre typhoïde) ou du pharynx (diphtérie) à l'estomac, ou par suite de l'infection généralisée.

Dans toutes les gastrites aiguës, même non parasitaires, l'acide chlorhydrique et la pepsine diminuent ou disparaissent et il se produit, grâce à ce fait, des fermentations butyriques, lactiques, abondantes. Il n'est pas besoin d'insister sur l'opportunité du lavage de l'estomac dans tous les cas où il est possible.

Testi a employé sans succès le lavage de l'estomac dans des cas de *gastrite phlegmoneuse*, la forme la plus rare des gastrites aiguës ; mais, bien que nous n'ayions jamais eu à traiter de cas de ce genre, ce mode thérapeutique nous semble le plus rationnel dans les gastrites phlegmoneuses, purulentes, non-seulement comme traitement symptomatique, mais aussi comme traitement étiologique. Le siphonage pratiqué au moyen de solutions antiseptiques ou d'eau de Vichy tiède joue le rôle de lavage de la muqueuse et de topique, capable de limiter l'inflammation et de la combattre. Il est surtout indiqué, comme traitement symptomatique, lorsque surviennent des vomissements et lorsque la poche purulente s'est ouverte dans la cavité gastrique.

Dans les gastrites aiguës se produit parfois une *dilatation aiguë de l'estomac*. M. P. Simon de Nancy en a cité récemment un cas (*Journal de clinique et thérapeutique infantile, 1894, p. 76*) ; c'est celui d'un garçon de 7 ans qui, à la suite d'une indigestion, fut pris de vomissements alimentaires et bilieux abondants et incoercibles, d'amaigrissement rapide et de dilatation douloureuse de l'estomac, symptômes qui ne cédèrent qu'au lavage de l'estomac.

Boas et Fränkel viennent aussi de publier des faits de dilatation gastrique aiguë, tout en faveur du lavage de l'estomac dans ces cas. (*Société de Médecine interne de Berlin*, 15 février 1894). Dans celui de Boas, il s'agissait d'un garçon qui, à la suite de l'ingestion d'une grande quantité d'oie rôtie, fut pris d'accidents dyspeptiques, de vomissements abondants et fréquents et de constipation. L'examen du malade fit constater à Boas que l'estomac descendait à quatre travers de doigt au-dessous de l'ombilic ; pour lui, cette dilatation s'était faite très rapidement et sans doute à la suite d'une torsion pylorique produite par une surcharge de l'estomac, qui avait rendu difficile le passage des matières alimentaires dans l'intestin. En d'autres termes, on pourrait observer, à la suite du surmenage acquis de l'estomac, une insuffisance absolue ou relative de cet organe, comme à la suite du surmenage acquis du cœur, on observe une insuffisance cardiaque. Pour Boas, le pronostic n'est pas défavorable ; il peut être grave d'après Fränkel. Ce dernier cite l'observation de sa fille âgée de 6 ans, qui, à la suite d'une indigestion fut atteinte de dyspepsie aiguë avec phénomènes de collapsus ; l'estomac descendait à quatre travers de doigt au-dessous de l'ombilic ; M. Fränkel fit le lavage de l'estomac, et le liquide retiré par la sonde ramena des pois verts ingérés six jours auparavant. La malade se rétablit rapidement après un petit nombre de lavages. Dans le second cas cité par Fränkel, il est question d'une femme de 22 ans qui avait eu des mélœnas et des hématémèses, en raison desquelles ce médecin crut devoir s'abstenir du lavage. La malade ayant succombé à des vomissements abondants suivis de collapsus, l'autopsie fit constater que le pylore était allongé et coudé de telle sorte que le passage des matières était rendu impossible ; l'estomac était très dilaté, la muqueuse était le siège de petites érosions capillaires, mais il n'y avait pas d'ulcère. Il est probable que dans ce fait, comme dans le précédent, le lavage de l'estomac aurait sauvé la malade.

Il n'est pas besoin d'insister sur l'opportunité du lavage dans ces cas. Nous avons observé un fait analogue dont nous donnerons l'observation résumée au chapitre consacré à la dilatation chronique de l'estomac. Il n'est pas douteux que, dans notre observation, le lavage de l'estomac a sauvé la malade.

DANS LA DILATATION DE L'ESTOMAC

C'est dans *la dilatation de l'estomac* regardée autrefois comme rare, et aujourd'hui comme très fréquente, depuis les travaux de M. Bouchard et de ses élèves, que réside l'une des indications les plus formelles, selon nous, au lavage de l'estomac, à la condition que l'on ne fatigue pas l'organe en introduisant de grandes quantités de liquide à la fois.

Toute ectasie gastrique s'accompagne, en effet, de rétention des substances alimentaires et de liquides dans la cavité stomacale, matériaux qui deviennent le siège de fermentations opérées par des ferments chimiques et des ferments figurés, et donnent naissance à des gaz. Ces matières fermentées non-seulement contribuent à irriter, à altérer la muqueuse et à augmenter encore la distension et la dilatation, mais elles deviennent le point de départ de phénomènes d'auto-intoxications généralisées pouvant affecter une certaine gravité. Ces fermentations, commencées dans l'estomac, se continuent dans l'intestin et donnent naissance à des produits toxiques, à des toxines qui passent dans les vaisseaux chylifères et de là dans toute l'économie. On connait bien aujourd'hui ces intoxications contre lesquelles l'emploi des antiseptiques intestinaux est devenu classique ; notre avis est même qu'on abuse des antiseptiques internes. car, suivant la remarque de M. A. Robin, tous les antiseptiques employés sont en même temps des antipeptiques, et leur action est encore controversée. Au lieu de chercher à aller détruire dans l'intestin les microorganismes ayant pris naissance dans l'estomac, et même de tâcher d'antiseptiser le contenu de cet organe par des substances solubles dans le milieu gastrique, au détriment des sécrétions normales de l'organe, il nous semble beaucoup plus logique de soustraire les matières qui y stagnent et qui seraient destinées à fermenter. Une autre raison légitime notre manière de voir; c'est la suivante : les résidus des digestions, séjournant longtemps dans la cavité gastrique, ne sont pas seulement le siège de fermentations par des microorganismes, il se forme encore, dans leur milieu, des fermentations chimiques acides par suite de réactions purement chimiques et aussi par suite de l'action des levûres, des microbes qui ont besoin eux-mêmes, pour se multiplier, d'un milieu acide; or, les antiseptiques n'ont aucune action, aucune prise sur les produits acides, cause ou résultat des fermentations; en admettant même que les antiseptiques, à la dose à laquelle ils sont administrés, puissent, en se décomposant dans l'intestin, détruire tous les microorganismes passés de l'estomac dans le tube intestinal, ils n'ont aucune action sur les acides irritants (butyrique, lactique, acétique, etc.) qui sont déjà formés et qui, passant dans l'intestin, viennent l'irriter à son tour.

Or, le lavage de l'estomac pratiqué avec des solutions alcalines, surtout avec l'eau de Vichy, répond à une double indication : il évacue les matières devenues impropres à la digestion, et lors même qu'elles ont déjà plus ou moins fermenté, il neutralise les acides déjà formés; il modifie par conséquent les réactions du milieu stomacal et du milieu intestinal, étant donné qu'une certaine quantité du liquide employé passe dans l'intestin, et que le siphonage évacue même une partie du duodénum pour peu que le pylore soit relâché. D'ailleurs, ainsi que l'ont fait remarquer, entre autres auteurs, MM. Hayem et Gilbert, le lavage est le meilleur antiseptique de l'estomac, et nous ajoutons qu'il antiseptise à la fois l'estomac et l'intestin quand on emploie des liquides capables de modifier le milieu de ces organes, en neutralisant les acides irritants.

Cette indication du lavage est la même (sauf quelques exceptions que nous énumérerons en parlant des contre-indications) dans tous les cas de dilatation de l'estomac. Excepté dans ceux où la dilatation reconnaît pour cause un obstacle pylorique ou intestinal, ou une compression par une tumeur de voisinage, irrémédiable, et à marche inévitablement fatale, ou par un rétrécissement cicatriciel, le siphonage a une action curative sur la dilatation elle-même et une action palliative, en parant aux symptômes locaux et en faisant disparaitre les accidents généraux qui en dépendent.

Pour ce qui est des dilatations de l'estomac d'origine mécanique, il est évident que l'on ne pourrait espérer guérir la dilatation qu'en supprimant sa cause ; or, il est de ces ectasies qui reconnaissent pour point de départ une sténose pylorique de nature organique (cancer du pylore, rétrécissement cicatriciel résidu d'un ulcère ancien, polypes de la cavité gastrique venant s'engager dans le pylore, malformations, etc.). Il y a toujours, dans ces cas, rétention des aliments et des liquides ingérés, fermentations, distension de l'estomac par les gaz, rétention et distension qui finissent inévitablement par aboutir à la dilatation de l'organe. Des sténoses intermittentes, des rétrécissements fonctionnels, *spasmodiques*, du pylore arrivent à ce même résultat ; il en est de même des rétrécissements congénitaux et de l'obstruction plus ou moins complète résultant de situations anormales, congénitales ou acquises, de l'estomac (torsion du pylore, dislocation verticale de l'estomac, etc.) ; il en est de même enfin des compressions par causes extrinsèques, par tumeurs au voisinage du pylore ou de l'intestin, surtout du duodénum, qui en diminuent le calibre (foie hypertrophié, brides péritonéales cicatricielles, tête du pancréas ectopiée ou kystique ou cancéreuse, calculs biliaires, rein déplacé, etc.). Les tumeurs de l'intestin et la constipation habituelle elle-même peuvent être des causes de dilatation de l'estomac, surtout si les fibres musculaires de cet organe sont déjà atteintes dans leur contractilité, par suite des causes tenant à l'état général (chlorose, maladies débilitantes) ou à l'état local (gastrites, modifications dans les sécrétions gastriques). La présence d'un obstacle intestinal ou péri-intestinal (tumeur, matières fécales) provoque l'accumulation de gaz au-dessus de lui et la stagnation de solides et de liquides dans les segments du tube digestif sus-jacents, surtout dans les segments placés dans une position transversale, horizontale, favorisant l'accumulation (colon transverse, estomac) rétention, dont les conséquences, nous l'avons dit, sont d'abord la distension, puis la dilatation.

Dans tous ces cas, le lavage de l'estomac est formellement indiqué, quel que soit le siège de l'obstacle. Il va sans dire que le procédé n'a pas d'action curative si la dilatation est causée et entretenue par des obstacles organiques médicalement irrémédiables, tels que les tumeurs, les rétrécissements cicatriciels; le lavage de l'estomac n'a dans ces cas qu'une action préventive, palliative, mais qui n'en est pas moins précieuse ; il soulage le malade de ses douleurs, il supprime les régurgitations et les vomissements fétides ou acides, les malaises de toute nature causés par la rétention et les fermentations, parfois putrides, des produits des sécrétions anormales, des liquides et des débris d'aliments. Il est utile dans ces cas de pratiquer d'abord le lavage de l'estomac cinq à six heures après les repas du soir, car à ce moment la digestion est terminée et ce qui reste dans l'estomac est impropre à être digéré, puis de renouveler le lendemain le lavage avant le premier repas du matin, pour soustraire, surtout dans les dilatations gastriques par rétrécissement duodénal, les sécrétions de la nuit, la bile et le suc pancréatique qui ont pénétré dans l'estomac et sont capables d'adultérer le suc gastrique et d'entraver la digestion.

On voit survenir une amélioration rapide des symptômes en même temps que l'état général se relève ; mais si le rétrécissement tient à une cause irrémédiable, les malades sont condamnés à continuer indéfiniment l'usage de la sonde ; sans quoi ils ne « tardent pas à retomber dans leur ancien état de souffrances d'avant ; mais en associant à l'usage de la sonde un régime où entrent seulement des aliments très substantiels et très finement divisés, on obtient un état général tel qu'on pourrait croire à une guérison. » (Debove et Rémond. *Traité des maladies de l'estomac*). A un moment donné, il n'est plus besoin que d'un lavage quotidien, pratiqué le matin.

Nous n'avons pas besoin d'ajouter que dans les rétrécissements organiques, le lavage de l'estomac ne peut avoir aucune action sur la cicatrice ou sur la tumeur, cause de la dilatation; pourtant dans le cancer du pylore, le lavage pratiqué avec l'eau de Vichy tiède a une action topique, il dissout et évacue les produits sécrétés par la tumeur et soustrait par conséquent celle-ci à leur contact irritant; il peut, pour un temps plus ou moins long, retarder les progrès du cancer.

Dans le cas de rétrécissement du pylore ou du duodénum par cicatrice ou par tumeur bénigne, par un ptosis, par un gros calcul, par une malformation, il est nécessaire, pour que la guérison de la dilatation soit possible, de remédier par une intervention chirurgicale aux malformations, aux déplacements organiques, d'enlever la tumeur, si l'opération a des chances de succès. Une fois la guérison opératoire effectuée, l'obstacle enlevé, le lavage de l'estomac aura une action curative sur la dilatation, si les fibres musculaires de la paroi gastrique ne sont pas profondément altérées; on n'aura plus affaire qu'à une dilatation *simple* avec atonie musculaire de l'estomac.

Lorsque l'ectasie gastrique a été causée par un rétrécissement spasmodique le plus souvent intermittent du pylore, le lavage de l'estomac au moyen de liquides tièdes (eau de Vichy tiède) est indiqué, au même titre que dans les autres dilatations mécaniques. Il faut se garder ici de l'eau froide qui serait capable d'exagérer le spasme. On instituera en même temps un traitement externe (électrisation par le courant continu, hydrothérapie) ou une médication antispasmodique.

Si la dilatation est entretenue par une constipation habituelle, il importe en premier lieu de provoquer l'évacuation de l'intestin par l'usage journalier de laxatifs, de lavements, et au besoin par l'électrisation de l'intestin, suivant la méthode de Boudet de Paris, en second lieu de laver l'estomac dont la motilité est diminuée consécutivement à l'atonie intestinale; le lavage a pour but et pour effet d'augmenter la contractilité gastrique et, ici, comme dans tous les cas de dilatation, d'empêcher la rétention des aliments.

Il est d'autres dilatations gastriques secondaires dans lesquelles le lavage de l'estomac a par lui-même une action curative et palliative, et constitue un traitement à la fois étiologique et symptomatique. Nous voulons parler des dilatations consécutives à des sécrétions stomacales perverties (hyperchlorhydrie, hypochlorhydrie), à des altérations chroniques de la muqueuse (gastrites chroniques).

Dans l'hyperchlorhydrie protopathique simple, intermittente, qui ne se produit qu'au moment des repas, la dilatation de l'estomac survient rarement, du fait de l'hypersécrétion, comme le fait remarquer M. Bouveret, car la digestion étant en général plus rapide qu'à l'état normal, il n'y a pas de rétention.

Mais il est une forme plus grave, dans laquelle « huit ou dix heures après un repas ordinaire, l'estomac contient encore des résidus alimentaires, et cette bouillie stomacale donne les réactions de l'acide chlorhydrique libre ». Il y a donc atonie motrice qui est le premier degré de la dilatation. Ces cas établiraient une transition entre l'hyperchlorhydrie simple et l'hypersécrétion permanente à laquelle ils pourraient aboutir (Bouveret).

Nous ajouterons que de l'hyperactivité prolongée des glandes gastriques peut résulter la fatigue, le surmenage de ces glandes et leur atrophie, c'est-à-dire la gastrite atrophique. La gastrite est favorisée dans son évolution par l'irritation que provoque sur la muqueuse le contact du suc gastrique et de son acide chlorhydrique hypersécrété, à un moment où l'estomac est vide d'aliments. L'hypochlorhydrie, le catarrhe gastrique s'installent, avec leurs conséquences : digestions plus lentes, stagnation des aliments dans l'estomac, atonie musculaire et dilatation. Un autre facteur peut survenir, c'est l'atrophie, la dégénérescence des fibres musculaires lisses de la paroi, par propagation des lésions inflammatoires de la muqueuse.

Indépendamment de l'hypochlorhydrie et de l'anachlorhydrie symptomatiques d'un cancer de l'estomac, la *dyspepsie hypochlorhydrique* ou *hypopepsique* reconnaît plusieurs causes : tuberculose, gastrites alcoolique et catarrhale, neurasthénie et l'hyperchlorhydrie elle-même. Elle engendre souvent la *dilatation* de l'estomac en raison des troubles digestifs résultant de l'insuffisance des secrétions normales : ralentissement des digestions, rétention des aliments et fermentations gastriques anormales, et aussi état irritatif de la muqueuse avec sécrétions anormales.

Nous n'avons pas besoin d'insister sur l'importance du lavage de l'estomac dans ces cas ; nous retrouvons ici les mêmes indications que dans tous les cas de dilatation de l'estomac sans cause mécanique et que dans la gastrite chronique.

Telle est l'origine de la dilatation de l'estomac secondaire à des altérations des sécrétions normales et à des gastrites.

L'ectasie est la règle dans l'hypersécrétion permanente de Reichmann ; elle se produit par le mécanisme que nous venons d'indiquer : surmenage des glandes sécrétoires, présence continuelle de sécrétions acides, inflammation de la muqueuse, etc.

Il est nécessaire dans ces cas de ne pas attendre trop tard pour intervenir par la sonde, de ne pas attendre surtout l'installation de la gastrite atrophique qui est incurable, mais de laver l'estomac avant même que cet organe soit très-dilaté. L'eau de Vichy tiède, employée dans ce but, dissout les mucosités sécrétées, neutralise les acides et calme instantanément les douleurs, les vomissements, en même temps que le lavage évacue les substances contenues dans la cavité gastrique.

Le lavage a encore d'autres indications dans l'hypersécrétion permanente ou prolongée, ce sont : la constipation qui est la règle (elle reconnait pour cause la diminution du péristaltisme intestinal consécutive à l'atonie musculaire de l'estomac), et la nécessité de prévenir certaines complications graves de la maladie, les hémorrhagies et l'ulcère gastrique. L'une de ces complications serait pour certains auteurs, entre autres pour Bouveret et Devic, la tétanie. Etant donné qu'on avait vu des crises de tétanie survenir après le lavage de l'estomac, on en avait conclu qu'elles pouvaient être provoquées par le lavage lui-même. Or, d'après les recherches de MM. Bouveret et Devic, la tétanie semblerait, au contraire, provoquée par une substance toxique prenant naissance dans le tube digestif par suite de l'hyperchlorhydrie et de la rétention de substances fermentées dans l'estomac dilaté. De cette théorie il découlerait que le lavage de l'estomac serait le meilleur mode de traitement préventif et curatif de la tétanie d'origine gastro-intestinale. De nouvelles recherches sont nécessaires pour appuyer ces données théoriques sur des faits, sur des expériences et des observations bien précises.

Nous ferons remarquer, en passant, que le lavage de l'estomac est presque toujours contre-indiqué chez les malades qui n'ont encore que de l'hyperchlorhydrie simple, alors qu'il n'y a ni dilatation, ni rétention; l'organe est alors le plus souvent hypersthénique ; on risquerait d'augmenter par le siphonage l'excitabilité musculaire déjà exagérée.

C'est seulement si le régime et les traitements appropriés échouent que l'on doit recourir au lavage avec des liquides tièdes; l'eau froide est absolument contre-indiquée dans ces cas.

Si la dilatation est consécutive à des dislocations, à la torsion transitoire de l'estomac, le lavage a aussi une action curative; il enlève la surcharge stomacale et favorise le retour de l'organe à sa position normale.

L'action curative du lavage de l'estomac s'exerce surtout dans les dilatations primitives de l'estomac par atonie musculaire simple, résultant d'excès alimentaires, de maladies générales débilitantes (chlorose, fièvre typhoïde, diabète), d'altérations de la muqueuse (gastrites chroniques), dans l'atonie nervo-motrice de G. Sée et Mathieu.

La *dilatation de l'estomac sans obstacle mécanique* est due à l'hypotonie musculaire de l'estomac soit *primitive* soit *consécutive* à des affections locales ou générales. Parmi les affections locales, nous avons cité les hyper et les hypo-chlorhydries ; nous ajouterons les gastrites chroniques, dont la plus fréquente est la gastrite alcoolique ; leur rôle dans la pathogénie de la dilatation de l'estomac est complexe. Celle-ci reconnaît pour cause première en date la rétention stomacale résultant des sécrétions anormales ou perverties et les fermentations anormales, en second lieu, la propagation du processus inflammatoire de la muqueuse à la couche sous-muqueuse et à la paroi, l'étouffement et la dégénérescence des fibres musculaires lisses par suite de l'hyperplasie interstitielle.

Parmi les affections générales pouvant déterminer la dilatation de l'estomac, les unes sont aiguës, d'autres chroniques : parmi les maladies aiguës, vient d'abord la fièvre typhoïde ; parmi les maladies chroniques, la chloro-anémie, la tuberculose, la goutte, le diabète (1), la syphilis, c'est-à-dire les affections altérant les fibres musculaires dans leur tonicité et dans leur nutrition, et altérant aussi les sécrétions gastriques ; la dilatation peut donc être d'origine purement motrice ou d'origine à la fois motrice, trophique et sécrétoire.

Elle peut encore être consécutive à la gastrite aiguë de l'estomac avec dilatation aiguë, comme dans les cas cités par Simon et par Fränkel.

Elle est parfois transitoire, mais elle est le plus souvent permanente.

Dans la grande majorité des cas, l'ectasie gastrique est causée par une hygiène alimentaire défectueuse, c'est-à-dire par des repas pris à des heures irrégulières, « par l'ingestion en quantité excessive de solides, et, avant tout, de liquides. Ces solides et ces liquides peuvent être rendus plus nuisibles encore par leur qualité, parce qu'ils sont mal choisis, parce

(1) Chez les diabétiques polyphagiques, il faut tenir compte aussi de la surcharge et du travail exagéré auxquels l'estomac est soumis.

qu'ils renferment des substances irritantes : l'alcool, des acides, par exemple » (1).

Souvent la dilatation remonte à l'enfance ; elle reconnaît pour cause, ici encore, des excès alimentaires, des tétées trop rapprochées, l'allaitement trop abondant au biberon, l'ingestion des panades, des farines lactées dont on a la malheureuse habitude de bourrer les enfants, enfin une alimentation solide précoce ; l'estomac, incapable de suffire à la tâche qu'on lui impose, se distend et se dilate. Nous reviendrons là-dessus à propos de la gastro-entérite infantile.

Il est certain que la dilatation gastrique est fréquente chez les personnes des classes aisées à situations sédentaires, mais elle l'est encore beaucoup plus parmi les ouvriers, les cultivateurs, soit par suite du peu de temps consacré aux repas, et, par conséquent, d'une mastication incomplète, soit par suite d'une alimentation grossière. M. G. Ballet cite le fait des paysans limousins qui font de la soupe le fond de leur alimentation et qui sont, pour la plus grande partie, dilatés ; aussi intitule-t-il son mémoire : « *La dyspepsie et l'anémie des mangeurs de soupe.* » (Journ. de la Soc. de Méd. de la Haute-Vienne. 1883). Nous avons, pour notre part, dans un pays, dont la population est composée presque en totalité de cultivateurs et d'ouvriers en rubans, observé la dilatation chez la moitié, sinon chez les trois quarts de ceux que nous avons pu examiner et interroger ; presque tous accusent des troubles dyspeptiques (pesanteurs, aigreurs, régurgitations, etc.) ; leur alimentation régulière se compose de soupe, de lard, de pommes de terre frites ou cuites à l'eau, de salade, de fromages fermentés et de pain de seigle de qualité tout à fait inférieure.

Par contre, nous avons constaté la dilatation de l'estomac et les troubles consécutifs chez de nombreux individus appartenant à des professions libérales, dilatation causée chez eux par une mastication incomplète (repas trop rapides ou mauvaise dentition), par des repas trop espacés, trop irréguliers et trop copieux.

(1) Mathieu. *Traité de Médecine*, 1892. T. III, p. 32.

Enfin, nous ajouterons, avec M. Le Gendre, que nombre de dilatations de l'estomac remontent aux années passées au collège et doivent être attribuées à la qualité défectueuse des aliments, à l'abus des sauces, etc. et au temps trop court consacré aux repas dans les pensions.

Nous avons observé un assez grand nombre de sujets, parmi lesquels plusieurs médecins, atteints de congestion hépatique avec teint subictérique ou avec glycosurie, venus à Vichy pour y guérir leur foie ou leur présumé diabète, et chez qui ces troubles étaient simplement secondaires à une dilatation de l'estomac avec stase et fermentations anormales.

Ces cas sont fréquents et faciles à interprêter et à diagnostiquer depuis que l'on connaît bien les troubles organiques et fonctionnels provoqués par l'ectasie gastrique.

L'ingestion habituelle de boissons trop abondantes, de trop grandes quantités de lait à la fois chez les sujets soumis pendant longtemps au régime lacté (Debove) est une cause assez fréquente de dilatation.

Celle-ci peut être *primitive*, comme la manifestation d'une atonie musculaire simple du tube digestif et aussi de la paroi abdominale, c'est-à-dire d'un trouble de nutrition ou d'un trouble nervo-moteur; c'est là le type protopathique de Bouchard. « L'estomac se laisse dilater en vertu d'une débilité primitive de la fibre musculaire lisse qui fait que l'on constate souvent concuremment chez les mêmes malades des varices et le relâchement du scrotum, par exemple. » (Mathieu) (1).

L'atonie, dans ces cas, n'est pas limitée à l'estomac; elle intéresse en effet l'intestin et les muscles abdominaux; le ventre est flasque. Les parois abdominale, gastrique et intestinale se trouvant relâchées, les moyens de contention sont insuffisants à soutenir et à maintenir en place les organes sous-diaphragmatiques; il en résulte des déplacements de l'intestin (entéroptose), et à leur suite des déplacements du rein (néphroptose), et même du foie (hépatoptose, dont nous avons observé un cas très net).

(1) *Eod. loco.* p. 330.

Cette atonie gastro-intestinale survient parfois à la suite de maladies aiguës (fièvre typhoïde), de grossesses, ou de l'amaigrissement chez des sujets obèses; elle peut aussi être primitive et, dans ce cas, elle est la conséquence d'un trouble trophique ou dynamique du système nerveux général, comme dans la neurasthénie, ou de l'innervation motrice et trophique de l'estomac et de l'intestin; dans ces derniers cas, un rôle important revient à l'hérédité. La dilatation adynamique peut être congénitale : nous avons observé et traité une famille dans laquelle la grand'mère maternelle, la mère et deux enfants étaient atteints de dilatation de l'estomac avec atonie intestinale et troubles hépatiques consécutifs (poussées de congestion du foie avec subictère, et, de plus, lithiase biliaire chez la grand'mère et la mère).

Si les névroses, en tête desquelles se place, à ce point de vue, la neurasthénie, peuvent produire l'atonie gastro-intestinale avec dilatation de l'estomac, par suite de la moindre résistance du système musculaire et des troubles dynamiques de l'innervation motrice et trophique, la dilatation atonique de l'estomac intervient à son tour pour troubler l'état général, aggraver les manifestations nerveuses et il se produit un véritable cercle vicieux, ainsi que l'a fait remarquer M. Debove.

Une part revient donc à l'état névropathique dans la pathogénie de la dilatation de l'estomac par atonie gastro-intestinale; mais il est des cas bien déterminés dans lesquels les troubles gastriques et généraux de la dilatation stomacale ont manifestement été antérieurs aux troubles nerveux, et il est certain que l'on doit les lui rattacher : la dilatation peut déterminer la neurasthénie *chez les prédisposés*. Nous n'en voulons pour preuve que les cas nombreux dans lesquels le lavage de l'estomac et le traitement rationnel des troubles gastro-intestinaux ont amené la guérison des troubles nerveux : vertiges, agoraphobie, mélancolie, amaigrissement, etc., en un mot des symptômes de la neurasthénie. La prédisposition est certaine, mais l'influence des troubles digestifs ne l'est pas moins. La dilatation atonique primitive de l'estomac retentit sur le foie, ou sur le système nerveux, sur la peau, sur l'appareil respiratoire, sur les reins, sur les os, suivant la prédisposition, suivant la moindre résistance, particulière à chaque sujet, de tel ou tel organe. Aussi la théorie de Bouchard (dilatation atonique primitive) et la théorie de G. Sée et Mathieu (dyspepsie atonique ou nervo-motrice) ne nous paraissent pas être aussi opposées, aussi dissemblables qu'on l'a soutenu, puisque dans l'une et dans l'autre un grand rôle doit être attribué à la prédisposition. Nous n'avons ici en vue que la dilatation atonique simple, et non la dilatation causée par les écarts de régime.

Il n'est pas rare de voir survenir la dilatation atonique de l'estomac à la suite des laparotomies. Nous avons, depuis deux ans, observé trois malades dont les fonctions digestives avaient été normales (sauf une constipation habituelle), jusqu'au jour où elles durent subir une laparotomie avec ovariotomie. A la suite de cette opération se manifestèrent rapidement, de la même façon chez trois personnes, des troubles dyspeptiques qui les firent envoyer à Vichy avec le diagnostic de dilatation atonique de l'estomac ; dans ces trois cas, il y avait hypochlorhydrie.

Nous ne ferons que citer la dilatation par gastroplégie (paralysie complète de l'estomac), qui peut s'observer dans l'hystérie, ou à la suite de traumatismes accidentels ou opératoires (choc opératoire) ayant provoqué une commotion des centres et des nerfs du sympathique abdominal, gastroplégie qui peut affecter une forme aiguë très-grave, comme, dans certains cas, à la suite de la laparotomie (Bouveret). Ces faits sont d'ailleurs très rares.

Il n'est pas dans le cadre de cette étude de faire la description des symptômes et des troubles généraux provoqués par la dilatation de l'estomac, non plus que d'entrer dans des considérations sur leur pathogénie. Nous ne ferons que citer les troubles nerveux : vertiges, céphalalgies, syncopes, insomnies, tristesse, névralgies intercostales (Chantemesse et Le Noir), les troubles psychiques, les troubles vaso-moteurs, les com l cations du côté du cœur (dilatation du cœur, palpitations), des poumons (accès pseudo-asthmatiques), du côté du foie (refoulement, congestion du foie, ictère, lithiase biliaire), du côté du rein (déplacement du rein par le foie refoulé, albuminurie, peptonurie et autres troubles urinaires), du côté de l'intestin (constipation habituelle et souvent alternatives de constipation et de diarrhée), la rupture possible de l'estomac, les troubles généraux (anémie, amaigrissement) et la diminution de résistance qui en résulte contre la receptivité aux maladies aiguës, surtout à la fièvre typhoïde, certains phénomènes visuels et auditifs, et les troubles si divers d'origine toxique, ayant pour point de départ les fermentations anormales élaborées dans l'estomac, la tétanie, et même le coma dit coma dyspeptique. Nous rappellerons que Comby attribue à la dilatation de l'estomac un rôle prépondérant dans la pathogénie du rachitisme chez les enfants, et que, pour Bazy, cette affection serait, au même titre que le paludisme, le diabète, l'alcoolisme, capable de provoquer des complications du côté des plaies chirurgicales ou accidentelles, par suite de la diminution de résistance de l'organisme à l'envahissement des agents infectieux. Nous citerons enfin les accidents cutanés, qui sont des plus fréquents, surtout l'acné (Barthélemy), l'urticaire et tous les troubles généraux que Bouchard rattache aux auto-intoxications et au ralentissement de la nutrition, conséquences des fonctions digestives perverties ou altérées.

Ces troubles sont des plus variés, on le voit, d'après cette rapide énumération, et des plus polymorphes, aussi peuvent-ils conduire à des erreurs de diagnostic et à des erreurs thérapeutiques, si l'on ne remonte à leurs causes.

Tous ces accidents, d'abord transitoires, peuvent devenir permanents, ainsi que l'ont montré Peter et Cuffer pour les troubles nerveux, et aboutir à des altérations organiques (hépatites, néphrites, chroniques, etc.) à des troubles généraux graves, si l'on n'intervient par une thérapeutique rationnelle dirigée contre l'état de l'estomac, contre la stagnation et les fermentations anormales qui sont le point de départ des phénomènes d'auto-intoxications, traitement dont les principaux agents sont : le régime alimentaire, le lavage de l'estomac, et les alcalins (eau de Vichy).

C'est assurément contre l'ectasie gastrique avec stagnation, que le lavage est le plus spécialement indiqué ; c'est d'ailleurs contre elle que Küssmaul, dès 1867, l'avait spécialement appliqué et préconisé. Il va sans dire que nous n'entendons pas dire que le lavage soit l'unique traitement des dilatations de l'estomac ; notre avis est qu'il doit être combiné à l'application des règles de l'hygiène générale et alimentaire, aux moyens capables de stimuler les fonctions cutanées (frictions sèches et alcooliques, hydrothérapie, massage général, exercices raisonnés). Son action sera beaucoup plus rapide si on lui adjoint certains moyens physiques (massage, électrisation de l'estomac, suivant les indications) et médicamenteux, capables d'activer les fonctions sécrétoires et motrices de l'estomac.

Un grand nombre de médecins sont à tort opposés au lavage dans l'ectasie gastrique, et nous entendions avec surprise, il y a quelques mois, dans une société scientifique, un des membres émettre cette idée qu'il fallait se garder d'introduire des liquides dans un estomac dilaté, qu'il fallait par conséquent s'abstenir du lavage. Ce raisonnement est erronné en tous points ; car, si même l'on ne considère le lavage que comme un procédé évacuateur, il est évident qu'il vaut mieux introduire dans l'estomac de petites quantités (1/2 litre) de liquide à la fois (liquide qui d'ailleurs ne séjourne pas) que de laisser dans cet organe des mucosités, de la bile, des résidus d'aliments, des sécrétions acides, qui rendent la digestion complète impossible, qui sont le point de départ de fermentations et d'auto-intoxications, qui de plus, contribuent par leur présence à entretenir et même à développer la dilatation. Notre regretté confrère, le Dr L. Souligoux a publié de nombreux cas des plus probants en faveur du lavage dans la dilatation de l'estomac.

C'est, d'ailleurs, dans cette affection que le lavage donne les résultats les plus rapides, et nous avons vu des malades dilatés, présentant tous les symptômes de l'ectasie gastrique, ayant épuisé toutes les ressources de la thérapeutique et des eaux minérales, être améliorés dès les premiers lavages institués pendant une cure à Vichy.

Le lavage de l'estomac n'a pas une action purement palliative, comme on tend à le croire. Ainsi que le fait remarquer M. Hayem, lorsqu'on pratique les lavages à jeun, « l'estomac étant vide ou ne contenant que du mucus, on met au contact de la muqueuse gastrique un liquide médicamenteux et l'on fait par suite un acte thérapeutique très-puissant, une médication topique qui est à la muqueuse stomacale altérée, ce qu'est le lavage de la conjonctive, par exemple, à l'œil atteint d'ophtalmie ». En même temps que le lavage nettoie l'organe, il modifie l'état de la muqueuse, surtout quand il est pratiqué à Vichy, avec l'eau chaude du Puits-Chomel, prise au griffon de la source et amenée directement par canalisation dans les salles installées à cet effet. Son action est immédiate, et dès la première séance, il est de règle que le malade se trouve plus dispos, recouvre un appétit normal et soit débarrassé pour plusieurs heures de toute sensation de pesanteur gastro-intestinale.

En même temps que la muqueuse se modifie, que les sécrétions deviennent normales, l'organe diminue de volume, contrairement à ce que soutiennent les adversaires de ce procédé de ce traitement. L'arrivée de l'eau dans l'estomac provoque en effet des mouvements péristaltiques de l'intestin et de l'estomac et des contractions de cet organe ; elle équivaut à une sorte de massage, d'excitation mécanique.

Consécutivement, la dilatation diminue, c'est ce qui a eu lieu dans la plus grande partie des cas qu'il nous a été donné d'observer.

L'action du lavage de l'estomac sur la dilatation de cet organe est très rapide, et se manifeste par une amélioration souvent immédiate des symptômes fonctionnels. La sensation de pesanteur, de malaise épigastrique, le tympanisme, les éructations, les flatulences, ainsi que les vomissements de liquides ou d'aliments, le pyrosis s'atténuent et disparaissent après quelques lavages, souvent dès le premier; les selles se régularisent dans un grand nombre de cas; l'appétit reparaît et devient régulier, en même temps que la digestion est rendue plus facile.

Il n'est pas rare que, dans la dilatation de l'estomac, compliquée de symptômes cérébraux (neurasthénie, vertige, agoraphobie, hypochondrie, etc.), ceux-ci disparaissent dès le premier lavage; en tout cas, il est de règle qu'ils se suppriment rapidement, en même temps que les autres phénomènes morbides.

L'un des effets les plus manifestes, les plus tangibles, du lavage, dans les cas de dilatation grave de l'estomac, avec faiblesse, amaigrissement, pâleur de la face, etc., consiste dans le retour rapide des forces; aussi certains de ces malades, après s'être trouvés dans un état de débilité rendant la marche difficile et pénible, sont étonnés eux-mêmes de l'amélioration rapide survenue, et considèrent cette amélioration comme une vraie résurrection.

***

Nous allons, à l'appui de ce qui précède, relater d'une façon concise quelques unes des observations que nous avons recueillies et qui se rapportent à notre pratique personnelle :

OBS. I

Troubles digestifs par suite d'excès alimentaires; phénomènes d'auto-intoxication. — Symptômes de gastrite aiguë avec dilatation aiguë de l'estomac. — Rétention considérable et fermentations putrides des aliments ingérés; état grave de la malade. — Amélioration considérable et rapide par la cure de Vichy et le lavage de l'estomac.

Mme B..., 50 ans, sans antécédents héréditaires pathologiques, a toujours été d'un gros appétit, mangeant beaucoup, abusant des soupes. Il y a quinze ans, elle a éprouvé pour la première fois du tympanisme et des douleurs stomacales après les repas, symptômes qui ont peu duré, et elle a été bien portante pendant neuf ans. Il y a trois ans, à la suite de la mort de son mari, des tracas et du surmenage auquel elle a été soumise à cette époque, les troubles dyspeptiques reparaissent, elle maigrit et s'affaiblit. Il y a deux ans, les troubles dyspeptiques se sont aggravés, elle a eu des vomissements bilieux à chaque instant, et, à une certaine époque, de accès fébriles qui avaient fait porter le diagnostic de « typhus bilieux » (?) Depuis lors, elle ne digère plus les liquides ni les solides. Elle vomit aussitôt après avoir bu ou mangé. Elle a à chaque instant des vomituritions acides, elle a des renvois gazeux, fétides. Enfin, elle était devenue dans un grand état de faiblesse, de dépression; elle avait maigri beaucoup, ce qui avait fait considérer sa situation comme grave par deux médecins qui avaient diagnostiqué un cancer de l'estomac.

En juin 1891, elle assiste à un grand dîner de mariage, se départit du régime alimentaire auquel elle avait été soumise et est aussitôt prise de phénomènes de gastrite aiguë : vomissements abondants et répétés, douleurs stomacales, coliques violentes qui durent toute la nuit. Le lendemain, le docteur L..., appelé, parvient à enrayer les vomissements, à calmer les douleurs et ordonne à la malade d'aller faire immédiatement une saison à Vichy, où elle part au bout de cinq jours. Elle était dans un tel état que les membres de sa famille s'opposaient à son départ, croyant qu'elle succomberait à bref délai.

Nous la voyons dès son arrivée à Vichy dans l'état suivant :

Mme B..., qui est très grande et qui était de forte corpulence, est amaigrie, très affaiblie ; le visage est terreux, les yeux cerclés de noir, enfoncés dans les orbites. La malade se plaint de vertiges fréquents, de sueurs au moindre effort ; l'appétit a complètement disparu, l'ingestion des aliments, même légers, provoque aussitôt des douleurs assez vives ; regurgitations fétides à chaque instant, nausées; tympanisme et flatulences fétides. Constipation opiniatre. Insomnie, agitation la nuit. Lumbago. La langue est rouge, sèche, comme rôtie. Mme B... a des idées tristes, elle est désespérée et se croit perdue.

A l'examen, nous constatons une dilatation considérable de l'estomac qui descend à quatre travers de doigts au-dessus du pubis avec clapotage des plus marqués ; estomac et abdomen sensibles. Foie débordant d'un centimètre et demi à deux centimètres, douloureux. Nulle part la palpation ne permet de trouver la moindre trace de tumeur. Le cœur, les poumons sont normaux.

Nous soumettons Mme B... au traitement hydriatique de Vichy, nous lui traçons un régime composé de lait, panades au lait, farine lactée, revalescière, nous lui faisons prendre des douches froides et enfin nous pratiquons, dès le lendemain matin, le lavage de l'estomac à l'eau du Puits-Chomel. Cette opération fut très bien supportée, mais des plus laborieuses et des plus longues, car à chaque instant le tube était bouché par des matières solides et nous fûmes obligé de le retirer cinq ou six fois et de l'introduire à nouveau après l'avoir débouché ; dès le début, le liquide qui sortit par la sonde était noirâtre, avec une odeur des plus nauséabondes, rendant le séjour dans la salle impossible ; aussi fûmes-nous obligé de verser dans le récipient dans lequel s'écoulait le liquide retiré, un litre d'une solution phéniquée à 1/20 pour le désinfecter ; ce liquide était épais, contenant de grandes quantités de détritus d'aliments, parmi lesquels des débris de haricots verts n'ayant pas subi le moindre commencement de digestion. Or la malade n'avait pas mangé de haricots et n'avait même pas pris d'aliment solide depuis huit jours. Comme l'eau versée par la sonde ne provoquait aucune gêne, aucune sensation pénible, nous introduisions à la fois une et même deux carafes d'eau dans l'estomac dans le but de diluer le plus possible le contenu gastrique ; nous dûmes employer à ce premier lavage, trente-cinq litres d'eau de Vichy, et encore cessâmes-nous l'opération afin de ne pas fatiguer la malade, car le liquide, à son retour par la sonde, avait toujours une couleur brunâtre, une odeur fétide et contenait encore des parcelles d'aliments.

Aussitôt après l'opération, Mme B... se trouva soulagée, plus légère, et à son aise.

Le lavage fut continué quotidiennement pendant une trentaine de jours, et l'amélioration fut progressive, rapide, au bout de peu de jours, Mme B... était méconnaissable et se considérait elle-même comme une ressuscitée ; le liquide, à son retour de l'estomac, n'avait plus d'odeur fétide, mais il ramena jusqu'à la fin de la cure des débris d'aliments (légumes en purée, revalescière, etc.) ingérés. Bientôt il ne fut plus besoin que d'une dizaine de litres de liquide pour nettoyer complètement l'estomac. Nous avions prescrit des pilules anti-cibum et des cachets de naphtol B et salicylate de bismuth ; la malade prit un soir de la poudre laxative, mais nous la retrouvâmes le lendemain matin, dans le liquide extrait de l'estomac par la sonde.

La digestion devint de moins en moins pénible ; Mme B... put supporter une alimentation légère, composée de potages, d'huîtres, de viande râpée, de légumes en purée, confitures, compotes de fruits, œufs, poissons légers, cervelles, lait. En même temps, sous l'influence des pilules anti-cibum, les selles devenaient plus régulières, le teint devenait plus clair, le visage se colorait, les forces augmentaient et tous les phénomènes morbides s'atténuaient.

Mme B... quitta Vichy considérablement améliorée, n'ayant plus d'idées noires, ni de céphalalgie, peu de vertiges et ne souffrant plus. L'estomac s'était rétracté de trois travers de doigt.

Mme B... revient à Vichy le 21 juillet 1892, transformée ; elle a engraissée de vingt-cinq livres. Depuis son départ de Vichy, elle s'est lavé presque tous les jours l'estomac ; depuis la fin de la première cure, l'eau, à son retour par la sonde, n'a plus ramené de détritus d'aliments, mais seulement de la bile en assez grande quantité ; et après que l'on a employé quatre à cinq litres d'eau, celle-ci devient limpide. Mme B... se nourrit bien ; son alimentation est composée d'œufs, de cervelles, ris-de-veau, soles, huîtres, lait, confitures, purées de légumes, poulet ; elle n'use aux repas que de boissons tièdes. L'appétit est bon, elle digère assez bien, mais lentement, avec un peu de pesanteur gastrique et un peu d'oppression ; elle est moins constipée ; par intervalles elle a de la diarrhée avec coliques. Elle a rarement mal à la tête, peu de vertiges ; le sommeil est agité ; il ne lui est pas possible de se coucher sur les côtés. Le matin elle n'a ni courbature, ni nausée. Les forces sont normales ; Mme B... marche une grande partie de la journée sans fatigue ; elle n'a ni flatulences, ni regurgitations acides. Depuis un mois, elle craint le froid ; elle n'a aucune douleur. Le teint est normal. L'estomac est encore dilaté et descend à deux travers de doigt au-dessous de l'ombilic ; pas de douleur à la pression de l'épigastre ; pas de clapotement gastrique. Foie normal.

Pendant cette seconde cure, Mme B... a continué le lavage de l'estomac combiné avec la cure de Vichy ; elle a pris des douches froides, des douches ascendantes, etc., comme en 1891 ; nous avons fait une vingtaine de séances de faradisations de la paroi abdominale, et quatre ou cinq séances de faradisation intra-stomacale ; elle a continué son même régime, les cachets antiseptiques et les pilules anti-cibum. Elle a passé à Vichy trois mois pendant lesquels elle a fait trois cures séparées par quelques jours d'intervalles et pendant lesquels elle a eu quelques accès fébriles précédés par une sensation de froid, claquements de dents, sueurs et enfin vomituritions de bile. Ces accès ont toujours eu lieu la nuit. La fille de la malade nous raconte que dès la veille elle prévoyait ces crises fébriles, parce que sa mère avait les yeux cerclés de noir, le teint terreux, la langue sèche et rouge et rôtie à la pointe et sur le milieu. Le lavage de l'estomac met fin à ces malaises qui sont probablement d'origine stercorémique, en raison de la constipation.

Dans les intervalles de ces crises, qui, pendant quelques semaines, se produisent régulièrement dans la nuit du dimanche au lundi et que la malade évite en ne prenant la veille au soir que du lait au repas du soir, l'état général est bon.

A son départ de Vichy elle va bien, a bon appétit, digère mieux, avec moins de pesanteur et sans oppression ; elle n'a plus de céphalalgie ni de vertiges ; le sommeil est plus calme ; elle peut dormir couchée sur les côtés ; elle n'a plus de flatulences.

L'estomac n'est plus dilaté et ne descend plus qu'à trois travers de doigt au-dessus de l'ombilic ; il y a de la dilatation du côlon.

Pendant l'hiver suivant, Mme B... suspend les lavages de l'estomac qu'elle ne fait que deux ou trois fois et qui ramènent de la bile ; elle n'a que très rarement les crises fébriles qu'elle a présentées l'été précédent. Elle prend tous les deux jours de grands lavements d'huile. Elle digère assez bien, en surveillant avec soin son régime, et elle engraisse encore et prend même de l'embonpoint.

Elle revient à Vichy en fin août 1893 ; depuis quelques jours, à la suite de tracas, d'ennuis, elle se trouve un peu affaiblie, moins à son aise ; mais les fonctions digestives sont satisfaisantes. Elle se sent le ventre un peu lourd avec une sorte de gêne. L'estomac n'est pas dilaté, mais il y a encore de la dilatation colique.

Elle fait sa saison de Vichy, et nous ne pratiquons le lavage de l'estomac que huit ou dix fois pendant un mois et demi qu'elle a passé dans notre station ; nous ne retrouvons ni débris d'aliments, le liquide retiré n'a aucune odeur. Pendant ce temps elle a eu deux accès fébriles. Elle part en bon état, se trouvant le ventre plus léger, et n'éprouvant pas de malaise. Naturellement elle observe exactement son régime.

Nous avons analysé plusieurs fois, ces deux dernières années, le chyme gastrique, après un repas d'épreuve composé de thé non sucré et d'un petit pain ; nous avons toujours trouvé de l'acide chlorhydrique en quantité normale ou à peu près, et pas d'acide lactique, mais de la bile et du suc pancréatique en petite quantité. Le suc gastrique retiré de l'estomac se prêtait normalement à la digestion artificielle de l'albumine coagulée.

OBS. II

Dilatation de l'estomac. — Tympanisme, palpitations. — Lavage de l'estomac. — Guérison complète.

Mlle B..., 24 ans, fille de la malade qui fait le sujet de l'observation n° 1, éprouve depuis janvier 1892 les malaises suivants : appétit irrégulier, parfois boulimies ; après les repas, tendance au sommeil, tympanisme, oppression avec toux sèche, petite, pesanteur considérable, palpitations, tendance à la diarrhée. Elle n'a ni douleur stomacale ou intercostale, ni régurgitations, ni flatulences, ni vomissements. Lombago quand elle marche beaucoup et quand elle est restée quelque temps debout. Le matin elle est courbaturée, sans énergie.

L'examen fait constater une dilatation de l'estomac qui descend à deux travers de doigt au-dessous de l'ombilic. Pas de lésion cardiaque. Foie normal.

La malade venue à Vichy pour accompagner sa mère fut soumise en juillet 1892, au traitement hydriatique de Vichy (eaux de la Grande-Grille et de l'Hôpital), aux douches froides ; nous lui donnâmes à deux ou trois reprises 25 centigrammes de feuilles de digitales en macération, contre les palpitations.

Comme elle trouvait qu'elle ne guérissait pas assez vite, et voyant le bénéfice tiré par sa mère du lavage de l'estomac, elle eut l'idée, un matin, de se laver elle-même l'estomac et y réussit sans grandes difficultés ; le liquide ne ramena pas de débris d'aliments, mais des mucosités en assez grande quantité. Dans la journée, elle se trouva si soulagée, qu'elle nous fit part de l'essai qu'elle venait de faire à notre insu ; elle fit le lavage de l'estomac les jours suivants, sous notre direction, et rapidement tous les troubles digestifs disparurent. Sur le conseil du médecin qui nous l'avait adressée avec sa mère, nous lui fîmes en même temps quelques séances de faradisation de la paroi abdominale et de galvanisation de la région précordiale ; à son départ de Vichy, Mlle B... digérait très bien, n'avait plus de palpitations et l'estomac était revenu à ses limites normales. Depuis lors elle se porte à merveille.

OBS. III

Dilatation de l'estomac. — Hypochlorhydrie et fermentations anormales. — Congestion du foie. — Glycosurie. — Guérison.

Mme T..., 35 ans, vient à Vichy le 4 août 1893, elle est arthritique : angines fréquentes, douleurs articulaires subaiguës fréquentes. Dans ses antécédents héréditaires on note un sarcôme du sein chez sa mère, le diabète chez son grand-père maternel. Depuis l'âge de vingt-cinq ans, à la suite de couches, l'appétit devient capricieux, elle éprouve, après les repas, de la pesanteur, du ballonnement, elle a des renvois gazeux mais pas de douleur. Parfois, deux heures environ après les repas, regurgitations d'aliments acides. Alternatives de diarrhée et de constipation. Vertiges fréquents le matin. Cauchemars, agitation la nuit; mouches volantes devant les yeux. Le matin, courbature, bouche pâteuse, amère, langue recouverte d'un enduit blanchâtre épais. Depuis un an, elle a à la région du foie une sensation de pesanteur; la région sous-hépatique est sensible à la pression; Mme T... n'a pas eu d'ictère. Depuis deux mois environ, elle a une soif plus vive qu'antérieurement; les urines sont moins abondantes qu'à l'état normal; elles sont troubles, laissant au fond du vase un dépôt blanchâtre abondant, parsemé de sable urique fin; elles tachent en rouge les parois du vase. L'analyse y fait constater 2 grammes de sucre par litre.

Les règles sont régulières, peu abondantes; Mme T... est en proie, aux époques menstruelles, à des idées tristes avec anorexie. Elle a maigri notablement depuis quatre ou cinq mois.

Le ventre est mou, flasque. L'estomac dilaté forme une vaste poche qui descend à vingt centimètres au-dessous de l'appendice xiphoïde; clapotage gastrique. Sensibilité douloureuse à la pression de la région hépatique et sous-hépatique; le foie est gros et déborde de quatre travers de doigt en avant, de trois travers de doigt au niveau de la ligne mamelonnaire.

Nous avons soumis Mme T... à la cure de Vichy par les eaux des sources de l'Hôpital et de la Grande-Grille, à l'hydrothérapie et au lavage de l'estomac. Il va sans dire que pendant la durée du traitement, Mme T... a observé assez strictement les règles du régime alimentaire approprié. L'examen du suc gastrique, après le repas d'épreuve, nous a montré qu'il s'agit de dyspepsie hypochlorhydrique avec fermentations anormales.

Nous avons fait pendant huit jours, tous les matins, le lavage de l'estomac, le tube ramenant des débris d'aliments; au bout de huit jours, le liquide revenait par la sonde fortement teinté en jaune et contenant des mucosités en assez grande abondance. Nous avons, après la première semaine, fait le lavage tous les deux jours, et quelques séances de faradisation de la paroi abdominale, de la région stomacale et de la région sous-hépatique.

Dès les premiers lavages, Mme T... a été très améliorée, tous les malaises ont disparu; les urines sont devenues abondantes, plus limpides, etc. A son départ, le 3 septembre, elle avait engraissé, était plus forte et se trouvait très bien portante, n'accusant plus aucun malaise. Elle avait bon appétit, digèrait bien. Le foie ne débordait plus les fausses côtes, il n'était plus douloureux ; l'estomac était rétréci et ne mesurait plus que neuf centimètres de hauteur au lieu de vingt.

OBS. IV

Dilatation stomacale avec gastrite catarrhale ; vomissements, troubles nerveux. — Disparition de tous les symptômes morbides.

M. A..., 43 ans ; pas d'antécédents héréditaires pathologiques. M. A... a été bien portant jusqu'à il y a cinq ans ; il avait une vie sédentaire, mangeait beaucoup, prenant chaque jour quatre ou cinq repas, à heures irrégulières, mangeant beaucoup et vite, mastiquant mal. Début des troubles digestifs il y a cinq ans ; anorexie ; ne sent plus le goût des aliments, tous les aliments lui répugnent, il ne mange plus que par raison ; tympanisme, pesanteur après les repas ; aggravation progressive ; idées tristes. En 1891, amélioration par l'hydrothérapie et le régime, mais l'hiver suivant il abandonne tout régime ; les troubles digestifs reparaissent ; il a le matin des vomissements glaireux ; après les repas il vomit les aliments ingérés. Douleurs articulaires pour lesquelles il fait une cure à Aix sans en retirer grande amélioration. M. A... arrive à Vichy le 10 août 1892. Il est affaibli, un peu amaigri. Sueurs au moindre effort. L'appétit est variable, M. A... a du dégoût pour certains mets, il vomit une à deux heures après ses repas une partie des aliments ingérés. Pendant les trois ou quatre heures qui suivent les repas, il a la tête lourde, de la somnolence, de la pesanteur gastrique, du tympanisme, et il est incapable de tout travail. Les selles sont normales, ainsi que la miction. Le matin, nausées, vomissements glaireux ; vertiges assez fréquents. Le sommeil est assez bon, sans cauchemars.

M. A... est devenu très émotif, nerveux, il est mélancolique, très préoccupé de son état, il désespère de guérir. Souvent il a une névralgie intercostale gauche.

Douleurs rhumatoïdes aux articulations. Estomac dilaté (avec clapotage) descendant à deux travers de doigt au-dessous de l'ombilic. Foie, cœur, poumons normaux.

Le malade a passé dix-sept jours à Vichy, pendant lesquels il a été soumis au traitement thermal, à l'hydrothérapie et au lavage de l'estomac, pratiqué tous les matins; l'estomac à jeun ne contient pas de résidu d'aliments, mais des mucosités en grande abondance. Ces mucosités diminuent peu à peu, en même temps que l'état s'améliore, et à son départ de Vichy, le 28 août, M. A... se considère comme guéri. Son appétit est bon, régulier; il n'a plus de dégoût pour aucun aliment, il mange avec plaisir; les vomissements d'aliments et les vomissements glaireux ont cessé dès les premiers lavages. Il n'a plus *aucun malaise* après les repas, et se trouve très dispos. Pas de céphalalgie, pas de vertige; M. A... n'a plus d'idées tristes; il n'est plus mélancolique; les douleurs rhumatoïdes et intercostales ont disparu, sauf une douleur légère au genou droit, après une longue marche. L'estomac, diminué de volume, ne descend plus qu'à un travers de doigt au-dessus de l'ombilic.

OBS. V

Dilatation de l'estomac. — Fermentations anormales acides. — Vertiges. — Accès pseudo-asthmatiques. — Neurasthénie. — Guérison par le lavage de l'estomac et la cure de Vichy.

M. F... vient faire une première cure à Vichy à l'âge de 25 ans. Depuis son séjour au collège, il digère difficilement, a des régurgitations acides après les repas; assez souvent il a des vomissements; alternatives de diarrhée et de constipation. Gêne respiratoire par instants, se présentant pendant l'été sous la forme de crises pseudo-asthmatiques très intenses, contre lesquelles ont été employés sans succès les inhalations d'éther, de pyridine, la fumée de datura et l'iodure de potassium; seule la pyridine met fin aux accès.

Anorexie alternant avec de la boulimie. Le matin, affaissement général avec sensation de constriction autour de la tête. Névralgie intercostale bilatérale fréquente; palpitations; vertiges des plus intenses, débutant par une sensation de vide stomacal et non calmée par un repas léger, vertiges accompagnés de pâleur de la face et de sueurs froides; tympanisme continuel. Nous constatons que l'estomac descend à 3 travers de doigt au-dessous de l'ombilic, avec bruit de clapotage. Foie, poumons, cœur normaux.

Le malade fut soumis au traitement par les eaux de Vichy (Hôpital et Grande-Grille), au régime approprié. Le lavage de l'estomac fut, pendant la cure, pratiqué le matin à jeun, 15 fois avec l'eau tiède du Puits-Chomel;

aux premières séances la sonde donnait issue à des mucosités abondantes, à un liquide jaune-verdâtre et à quelques débris d'aliments ; peu à peu l'eau à son retour par la sonde devint de plus en plus limpide et claire, en même temps que les troubles respiratoires, vertigineux et digestifs s'atténuent. A son départ de Vichy, M. F... n'avait plus ni névralgies, ni vertiges, ni dyspnée, et les fonctions digestives étaient normales. Les forces avaient reparu et M. F... était en parfait état. A la suite il a fait à assez longs intervalles le lavage de l'estomac, qu'il a abandonné depuis un an, et il est en excellente santé. L'estomac ne descend plus qu'à 2 travers de doigt au-dessus de l'ombilic.

Avant le traitement, M. F... avait des idées noires, survenant par crises, et une sensation de constriction frontale, phénomènes nerveux qui ont disparu en même temps que les autres troubles morbides.

OBS. VI

Dilatation stomacale. — Vertiges intenses. — Phénomènes nerveux graves. — Crises néphrétiques. — Glycosurie. — Troubles dyspeptiques. — Amélioration considérable par le lavage.

M. B..., 59 ans. Son père, rhumatisant, est mort d'une maladie d'estomac. Paludisme dans son enfance ; a toujours mal digéré, mangeant très vite et à heures irrégulières ; gros mangeur. A 50 ans, les troubles digestifs ont augmenté ; appétit variable, face congestionnée, ballonnement, pesanteur stomacale, régurgitations acides, douleurs épigastriques, après les repas, symptômes s'accompagnant souvent d'une aphonie durant 2 à 3 heures. Vertiges très fréquents, survenant le matin et affectant une grande intensité, à un tel point que M. B... s'affaisse et tombe sur le côté droit en perdant presque connaissance, s'il se trouve hors de portée d'un point d'appui. Ces vertiges se répètent à des intervalles si rapprochés que le malade ne peut marcher sans être soutenu, ne fût-ce que très légèrement par un guide. Il a la peur de l'espace, n'ose traverser une rue ; il se sent continuellement entraîné à se diriger du côté droit. Vue affaiblie, mouches volantes devant les yeux. M. B... est très sensible au froid ; névralgies intercostale et sciatique gauche intermittentes.

Il y a 7 ans, il a eu quelques crises de coliques néphrétiques qui ont été supprimées dès une première cure à Vichy. Depuis 7 ans, M. B... a fait 4 cures à Vichy ; en ce moment il ne souffre plus du côté des reins, mais il éprouve les troubles digestifs et généraux que nous venons de résumer et qui se sont surtout accentués depuis 2 ans (il n'a pas fait de cure à notre station depuis 3 ans). Le matin, nausées et vomissements glaireux, appétit nul ; diarrhée continuelle, selles très fétides ; soif très vive. Pas de troubles trophiques. Abolition des réflexes rotuliens. Parésie vésicale. L'examen chimique des urines, dont la quantité est normale, y décèle la présence de 7 gr. 20 de sucre par litre, de 1 gr. 05 d'acide urique, de 30 gr. 50 d'urée ; l'examen microscopique fait voir de gros cristaux d'acide urique.

Le foie, hypertrophié, déborde les fausses-côtes d'un travers de doigt ; il est sensible à la pression. Le ventre est très développé, flasque, pendant ; l'estomac descend à 11 centimètres au-dessous de l'appendice xiphoïde; clapotage gastrique. Cœur, poumons normaux.

M. B... vient faire une nouvelle cure à Vichy en août 1890, il est soumis au traitement par l'eau de l'Hôpital, à des bains minéraux, à des douches froides, au lavage de l'estomac et au régime approprié à son état gastrique et à la glycosurie.

Les premiers lavages (pratiqués chaque matin à l'eau tiède du Puits-Chomel), ont ramené des mucosités en grande abondance. Peu à peu les sécrétions catarrhales ont diminué, en même temps que l'état de M. B... s'améliorait. Dès le 12me lavage, le catarrhe gastrique a disparu. M. B... a fait, pendant sa cure, 30 lavages de l'estomac, et de tous les malaises qu'il éprouvait, il ne lui reste plus que quelques vertiges, mais beaucoup moins intenses. En raison de la guérison des troubles digestifs, on cesse les lavages et le malade se borne à boire de l'eau de l'Hôpital et à prendre des douches froides. Les vertiges diminuent rapidement, et au bout de 8 jours ils disparaissent. L'urine ne contient plus de trace de sucre, 25 gr. 50 d'urée et 0,72 cgr. d'acide urique par litre. M. B... à son départ de Vichy, au bout de 40 jours de traitement, est guéri de tous les symptômes qu'il éprouvait avant sa cure ; il a légèrement maigri, il se sent très dispos à toute heure ; bon appétit, digestions normales ; selles normales ; ni vertige ni agoraphobie ; M. B... fait de longues promenades, en marchant assez vite, sans appui. Pas de névralgies ; bon sommeil ; les réflexes rotuliens sont toujours nuls. L'état de M. B... est resté, depuis cette cure, des plus satisfaisants.

OBS. VII

Dilatation de l'estomac. — Œsophagisme. — Vomissements. — Amaigrissement considérable. — Guérison par la cure de Vichy et le lavage de l'estomac.

M. L..., 60 ans. Père mort de néphrite ; mère morte d'une maladie de cœur consécutive à un emphysème. Jusqu'à l'âge de 8 ans, M. L... a eu des otites, adénites suppurées. Il a toujours été gros mangeur; n'a pas fait d'excès d'alcool. A 35 ans, début des troubles digestifs; il semble à M. L... que les aliments pénètrent difficilement dans l'estomac; le cathétérisme de l'œsophage montre l'absence de rétrécissement. Les digestions deviennent pénibles, lentes, avec pesanteur stomacale; il est pris, quelque temps après, de vomissements muqueux le matin et parfois dans la journée; après les repas, régurgitations d'aliments acides qui deviennent de plus en plus fréquentes. Sensation de constriction œsophagienne qui se produit seulement quand il déglutit des liquides. Chute des dents de 35 à 40 ans. A abusé du tabac depuis l'âge de 25 ans.

En 1875, cure d'eau et de bains à Vichy, qui n'amène qu'une amélioration de peu de durée et peu prononcée. Puis l'état s'aggrave. Depuis lors, M. L... a suivi divers traitements; il s'est mis au régime lacté par intervalles sans aucun résultat. Son état est resté stationnaire. En août 1889, son médecin lui fait le lavage de l'estomac avec de l'eau de Vichy artificielle. Il était très-amaigri, très-faible. Dès les premiers lavages, il se trouve très-amélioré, les forces reviennent, ainsi que l'appétit; les régurgitations deviennent rares. On continue le lavage pendant 3 mois tous les jours, et pendant les 7 mois suivants on le fait à des intervalles variables, suivant l'état digestif de M. L.... En 4 mois, le poids corporel avait augmenté de 11 kilos. Le malade avait été, dès le début du traitement par le lavage, soumis au régime lacté, puis il était arrivé progressivement à absorber des œufs, de la viande râpée, des légumes secs en purée et enfin à l'alimentation ordinaire.

M. L... vient faire une cure à Vichy le 17 juillet 1890. Depuis quelque temps les régurgitations ont reparu et les forces ont diminué. M. L... est habituellement constipé. A l'examen, on constate que l'estomac, dilaté, avec bruit de clapotage, descend à 5 centimètres au-dessous de l'ombilic. Le foie est normal, ainsi que les autres organes. Urines normales.

Traitement: Eau de l'Hôpital 3 fois 120 gr. matin et soir. Douches froides. Régime approprié. Lavage de l'estomac. Laxatifs légers. Le premier lavage, pratiqué le 18 juillet, à l'eau tiède du Puits-Chomel, fait retirer de l'estomac des caillots de lait, des débris d'aliments ingérés la veille au soir; le liquide qui a passé dans l'estomac exhale une odeur nauséabonde dans laquelle se remarque surtout l'odeur du tabac. Cette odeur est si forte que l'on est obligé d'ouvrir les fenêtres de la salle pour pouvoir y séjourner, et qu'elle est perçue dans le vestibule, bien que la porte de la salle fût fermée. Il en est de même pour les lavages des jours suivants, puis peu à peu cette odeur s'atténue; mais le liquide introduit dans l'estomac ramène tous les deux ou trois jours des détritus de viande absorbée la veille, et tous les jours des mucosités assez abondantes. Il faut ajouter que M. L... a fumé beaucoup moins. Le lavage a été pratiqué pendant 20 jours, concurremment avec la cure par l'eau de Vichy; et à son départ, M. L... est bien portant; il n'a plus ni vomissements ni régurgitations; il a pris des forces et digère presque normalement; les derniers jours, le liquide des lavages gastriques ne ramène plus de débris d'aliments, mais simplement quelques mucosités.

A la suite, M. L... passe un bon hiver, se lavant l'estomac tous les 3 ou 4 jours. Il vient faire une nouvelle cure en septembre 1891; nous pratiquons à nouveau le lavage de l'estomac 10 jours consécutifs pendant lesquels la sonde donne issue à des mucosités, mais jamais à des débris d'aliments; pourtant M. L... ne suit pas un régime rigoureux; il mange des œufs, du poisson léger, des viandes rôties, des légumes en purée. Puis, nous ne faisons de lavage que tous les deux et ensuite tous les trois jours. M. L... part très bien portant, se considérant comme guéri. L'estomac ne descend plus qu'à 2 centimètres au-dessus de l'ombilic.

OBS. VIII

Dilatation gastrique. — Vomissements supprimés par le lavage de l'estomac.

Mlle J. de C..., 19 ans, venue à Vichy en juin 1889, accompagnant sa mère qui vient faire une cure pour de la lithiase biliaire. Mlle J. de C... a été bien portante jusqu'en février 1889, époque à laquelle elle a été prise de vomituritions d'aliments non acides, survenant sans efforts une heure environ après les repas, et se produisant surtout quand elle a ingurgité des légumes, des aliments gras, du pain; aussi lorsqu'elle limite ses repas à des viandes grillées, sans pain, elle n'a pas de vomituritions. Elle fait une cure d'eau à Vichy en juin 1889, et se soumet au régime approprié; les vomissements cessent jusqu'en octobre, époque à laquelle elle recommence à vomir par intervalles. Elle revient à Vichy le 3 juin 1890. Depuis quelques semaines elle vomit régulièrement entre 5 minutes et une heure après tous les repas; elle ne supporte absolument aucun aliment. Elle a maigri beaucoup, est affaiblie; la face est pâle, les yeux excavés; elle est devenue nerveuse, irritable, elle a des idées noires. Appétit conservé. Après les repas, elle est prise de fatigue générale, de pesanteur gastrique, et celle-ci n'est calmée que par les vomissements. L'estomac est dilaté et descend au-dessous de l'ombilic; clapotage le matin à jeun. Rien aux autres organes. Constipation. Migraines fréquentes. Insomnie.

Le 18 juin, au matin, premier lavage de l'estomac avec l'eau du Puits-Chomel ; le liquide à son retour par la sonde est louche, gluant, avec des mucosités épaisses, mais pas de détritus d'aliments ; le repas suivant est bien digéré ; le repas du soir est suivi de quelques régurgitations, mais peu abondantes. Le lendemain, deuxième lavage. Depuis ce lavage, suppression complète des vomissements, des migraines ; bon sommeil. Mlle J. de C... subit tous les matins le lavage de l'estomac pendant 9 jours ; il y a beaucoup moins de mucosités dans l'eau qui a traversé l'estomac.

Mlle J. de C... quitte Vichy le 28 juin en bon état, digérant très bien, ayant repris des forces, et moins nerveuse. Nous devons ajouter qu'avant le lavage, elle avait suivi pendant 10 jours la cure par l'eau de Vichy sans grand résultat, et qu'elle l'a continuée concurremment avec le lavage stomacal et l'usage de laxatifs tous les 2 jours.

OBS. IX

Dyspepsie hyperchlorhydrique. — Troubles généraux graves. — Glycosurie, polyurie. — Symptômes neurasthéniques. — Congestion du foie. — Guérison par le lavage de l'estomac, la cure de Vichy et l'Hydrothérapie.

M. S..., 35 ans, nous est adressé à Vichy en juillet 1892. Il est de souche arthritique. Les troubles dyspeptiques ont débuté au collège, puis se sont accentués, grâce à des écarts de régime pendant les années d'étude au quartier latin. Entré dans une administration, il a une vie sédentaire. Peu à peu des troubles généraux sont survenus, compliquant les troubles digestifs. Il s'affaiblit considérablement, maigrit, puis survient une soif exagérée ; l'analyse des urines pratiquée quelques jours avant l'arrivée à Vichy, dénote la présence de 9 gr. de sucre et de 30 gr. d'urée par litre. M. S... urine 3200 centimètres cubes par 24 heures.

A son arrivée à Vichy, M. S... est très-amaigri, il est sans forces ; il a le teint terreux, les yeux excavés, les conjonctives subictériques. Appétit tantôt nul, tantôt exagéré. Souvent crises gastralgiques à l'approche des repas. Aussitôt après les repas, tympanisme, pesanteur gastro-abdominale. Au bout de deux heures surviennent une sensation de brûlure gastrique intense, puis des vomituritions acides. Alternatives de constipation et de diarrhée. Névralgies intercostales bilatérales fréquentes. Douleurs rhumatoïdes dans les articulations ; migraines ; courbature le matin. Insomnie.

M. S... est désespéré de son état ; il a des idées noires, une sensation de cercle autour du front, souvent de la rachialgie. Il est devenu incapable de tout travail intellectuel ; la mémoire a faiblie.

L'estomac descend au niveau de l'ombilic ; il est douloureux à la pression, ainsi que le foie qui déborde les fausses-côtes d'un travers de doigt. Poumons, cœur normaux.

Nous soumettons M. S... au lavage de l'estomac au moyen de l'eau du Puits-Chomel, à la cure thermale par l'eau de l'Hôpital, aux douches froides, et à un régime approprié.

Le premier lavage permet de constater dans l'estomac à jeun de la bile et des mucosités en grande abondance. Le lendemain l'examen qualitatif du suc gastrique, pratiqué après le repas d'épreuve et au moyen du vert brillant, nous démontre un grand excès d'acide chlorhydrique.

Le lavage est continué, ainsi que le traitement déjà prescrit ; dès le second jour, M. S... se trouvait plus dispos, digérait mieux, et les crises douloureuses étaient diminuées. Au bout de 4 jours de cure, le sucre avait disparu des urines dont le taux quotidien s'était abaissé à 1800 centimètres cubes.

L'amélioration a été des plus rapides, et au bout de 18 jours M. S... quitte Vichy, pour ainsi dire transformé.

L'appétit est normal, ainsi que les digestions ; M. S... n'a plus ni brûlures ni régurgitations acides après les repas ni à leur approche. Les selles sont régulières. Le poids corporel a augmenté de 3 kilos. Les forces ont augmenté ; M. S... peut faire d'assez longues promenades sans fatigue. Le teint est bon ; il n'y a plus de subictère. Les douleurs articulaires, intercostales et rachialgiques ont disparu, ainsi que les migraines. Le sommeil est bon. M. S... se sent dispos ; il n'a plus d'idées noires, il est devenu gai et a recouvré son activité intellectuelle.

Le foie a rétrocédé, ne déborde plus et n'est pas sensible, non plus que l'estomac qui a diminué d'un travers de doigt. M. S... pèse, à son départ, 72 kilos. Le taux des urines des 24 heures est de 1700 à 1800 centimètres cubes ; elles ne contiennent plus de traces de sucre, et 23 gr. d'urée par litre.

M. S... vient faire une seconde cure à Vichy en juillet 1893. Il a été bien portant depuis un an ; il s'est lavé de temps en temps l'estomac au moyen d'eau de Vichy tiède, quand il en a éprouvé le besoin. Il a pris tous les jours une douche froide, et de l'eau de Vichy par périodes. L'appétit est normal. M. S... digère bien ; il n'a ni douleur ni brûlure gastrique, ni migraines, ni douleurs d'aucune sorte ; son poids corporel est de 82 kilos 1|2. Les urines sont normales comme quantité et composition.

M. S... fait sa cure de Vichy comme l'année précédente, nous lui avons lavé l'estomac 2 fois seulement pendant son séjour à Vichy ; le liquide introduit sort limpide par la sonde sans ramener ni détritus d'aliments, ni mucosités, ni bile. M. S... se considère comme guéri et sa guérison s'est maintenue.

***

Nous pourrions relater un grand nombre d'observations semblables, dans lesquelles le lavage de l'estomac a eu une action non moins efficace, et aussi probantes ; mais les faits que nous venons de citer suffisent, et nous craindrions d'abuser de la patience de nos lecteurs en citant tous les cas qu'il nous a été donné d'observer.

***

DANS LA GASTRITE CHRONIQUE

Nous ne nous étendrons pas longtemps sur l'utilité du lavage de l'estomac dans les cas de gastrite chronique de toute nature (gastrite alcoolique, gastrite catarrhale simple, etc.) ; nous avons déjà insisté sur cette question en parlant de l'action évacuante et topique du lavage, et du rôle que joue la gastrite dans l'étiologie de la dilatation de l'estomac.

Dans la gastrite chronique, les troubles digestifs sont sous la dépendance des modifications dans les sécrétions gastriques, c'est-à-dire du catarrhe et de l'hypopepsie avec hypochlorhydrie, modifications qui, ainsi que nous l'avons dit, peuvent aboutir à la stagnation, aux fermentations anormales et à la dilatation gastrique.

Aussi les trois indications suivantes se présentent-elles : 1° nettoyer la cavité stomacale et enlever le mucus secrété, 2° augmenter l'activité glandulaire de l'estomac et 3° diminuer les lésions de la muqueuse. Le lavage de l'estomac répond à cette triple indication : il est dans les cas de gastrite chronique un adjuvant des plus utiles des cures minérales alcalines dont les eaux chaudes de Vichy représentent le type. Ainsi que le fait remarquer M. Bouveret, « on sait, depuis les expériences de Cl. Bernard que, pris à petites doses avant le repas, le bicarbonate de soude stimule la sécrétion. D'après M. Jaworski, l'acide carbonique, au contact de la muqueuse gastrique, exciterait l'appétit ; et dans quelques cas, non dans tous, augmenterait aussi l'activité des glandes pepsinifères. Enfin, on attribue aux eaux alcalines la propriété de favoriser l'élimination des mucosités qui recouvrent la muqueuse et font obstacle à l'imprégnation des aliments par le suc gastrique. Quant à l'élimination du mucus, elle ne peut guère être obtenue que par le lavage de l'estomac avec l'eau alcaline. »

Le plus souvent, en effet, dans la gastrite chronique, la muqueuse stomacale est tapissée, par places, de mucosités très adhérentes et très épaisses que le lavage au moyen de liquides alcalins seul peut détacher et évacuer rapidement. Les eaux alcalines de Vichy ont la propriété de fluidifier, de dissoudre même les mucosités, ainsi qu'il ressort des expériences que nous avons faites à ce sujet. Recueillant dans un vase des mucosités épaisses retirées de l'estomac par un lavage, nous les avons additionnées d'une quantité relativement assez petite d'eau chaude du Puits Chomel ; au bout de quelques heures, le liquide n'était plus gluant, filant, il avait la limpidité de l'eau, les mucosités épaisses étaient désagrégées et dissoutes. Aussi, conseillons-nous aux malades atteints de gastrite chronique catarrhale et soumis au lavage de l'estomac, de boire 15 minutes environ avant l'opération 120 à 200 grammes, suivant les cas, d'eau à l'une des sources de Vichy à température la plus élevée (Chomel, Grande-Grille). Cette eau prise en boisson séjourne quelques instants dans l'estomac dont elle imprègne la muqueuse, elle ramollit les mucosités et, à la suite, le lavage de la cavité gastrique s'effectue plus complètement et plus rapidement.

C'est surtout pour ces cas de gastrite que l'on a imaginé les sondes à double courant dont nous avons décrit les inconvénients (p. 21) ; c'est dans ces cas seulement que l'on pourrait peut-être employer avec quelques avantages la sonde à douche stomacale de Malbrane, sonde qui, à son extrémité inférieure, est percée de petits orifices par lesquels l'eau, sortant comme d'une pomme d'arrosoir, va déterger la muqueuse et exciter l'estomac avec une force en rapport avec la hauteur de la colonne liquide ; mais nous n'avons pas d'expérience à ce sujet.

Le lavage est encore plus spécialement indiqué lorsque la gastrite se complique de vomissements muqueux et de vomissements d'aliments.

Nous avons suffisamment insisté sur l'action topique du lavage de l'estomac sur la muqueuse, qui répond à la troisième des indications et s'adresse à l'état inflammatoire.

***

DANS L'ULCÈRE SIMPLE DE L'ESTOMAC

On considère en général, mais bien à tort, l'introduction d'une sonde dans l'estomac, et le lavage comme toujours très dangereux dans l'ulcère de l'estomac, en raison de la production possible d'hémorrhagies. Il est certain que l'on doit s'en abstenir quand on se trouve en face d'un malade qui vient d'avoir une gastrorrhagie, car les efforts de vomissements provoqués par l'introduction du tube peuvent détacher l'escharre en formation et provoquer une nouvelle hémorrhagie.

Nous ne saurions mieux faire que de reproduire les quelques lignes consacrées par MM. Debove et J. Renault au lavage de l'estomac dans les cas d'ulcère de l'estomac.

« Dans les cas rebelles ou la douleur étant supprimée, le vomissement n'est plus que le fait d'une intolérance gastrique difficile à expliquer sous la participation du système nerveux, le traitement par excellence nous semble être l'alimentation par la sonde.

« Quelque paradoxale que puisse paraître la chose, l'alimentation par la sonde constitue, une méthode générale de traitement du vomissement; les malades dont l'estomac est tout-à-fait intolérant pour les aliments avalés par la bouche ne vomissement plus les aliments introduits par la sonde. Et ce fait est vrai pour les vomissements des phtisiques, pour les vomissements nerveux, et, d'une facon générale, pour tous, les vomissements dus à une affection de l'estomac. C'est un fait bien démontré aujourd'hui et sur lequel nous ne voudrions trop insister.

« L'alimentation par la sonde permet, dans les premiers jours, d'introduire en trois fois dans la journée, les 2 litres 1/2 de lait nécessaires à la nutrition du malade. Bientôt après, on peut avoir recours à la poudre de viande ; les repas seront au nombre de trois dans la journée et composés de la façon suivante : 1/2 litre de lait, 30 grammes de poudre de viande, 10 grammes de bicarbonate de soude, 5 grammes de craie préparée, une quantité de magnésie calcinée variable avec le degré de constipation.

« Lorsqu'on alimente par la sonde un malade atteint d'ulcère de l'estomac, il est préférable d'introduire le tube jusqu'à la moitié environ de l'œsophage et non jusque dans l'estomac. Ce n'est pas que nous redoutions beaucoup que l'introduction de la sonde puisse amener des hémorrhagies, mais nous savons que certains médecins sont très troublés par cette crainte et condamnent d'une façon absolue le lavage de l'estomac dans l'ulcère. M. Cornillon, à Vichy, M. Duguet, à Paris, ont vu survenir des hématémèses au cours ou à la suite de l'ulcère. Il faut toutefois faire des distinctions : tantôt on ramène par la sonde un liquide noirâtre, grumeleux comme du marc de café, tantôt un liquide rouge ; dans le premier cas, il s'agit d'une hématémèse qui a précédé le lavage, puisque le suc gastrique a déjà eu le temps d'altérer le sang ;

dans le second, il y a coïncidence manifeste ; mais c'est là l'exception, et même alors, d'après Cornillon, il faut attribuer cette hémorrhagie à la trop grande rapidité et à la trop forte pression intra-stomacale. Aussi conseille-t-il d'agir lentement et avec 1/3 de litre environ.

« Nous sommes convaincu que le malade peut tirer du lavage de l'estomac de très grands bénéfices lorsqu'il y a dilatation stomacale ou hypersécrétion continue. Il faudrait faire alors le lavage avec précautions, lentement, et en ne laissant à la fois dans l'estomac qu'une faible quantité de liquide et s'arrêter si le liquide prenait une coloration rose.

« Néanmoins nous conseillons de ne l'employer qu'exceptionnellement et avec une extrême prudence ; il pourrait y avoir des coïncidences fâcheuses pour le médecin, car on ne manquerait pas d'attribuer à son intervention un résultat qui n'en dépendrait nullement, ou qu'elle aurait-être avancé de quelques heures (1) ».

Mais quand a des raisons de croire que la cicatrice est suffisamment formée, le lavage de l'estomac, pratiqué avec précautions n'offre aucun péril sérieux, ainsi que l'a montré Debove, contrairement au pompage, qui est très dangereux. Nous n'avons, pour notre compte, jamais observé d'accident à la suite du lavage, dans les cas d'ulcère stomacal.

Lors de la discussion à la Société médicale des Hôpitaux en 1884, sur l'opportunité du lavage dans les cas d'ulcère de l'estomac, M. Bucquoy disait n'avoir jamais vu d'hémorrhagie grave provoquée par le lavage, mais il avait vu le pompage ramener un liquide rosé, fait dû, pour lui, à l'aspiration par la pompe, dû pour M. Debove aux efforts du malade. Notre avis est que dans les hémorrhagies provoquées par le lavage au moyen de la sonde, dans le siphonage, il faut surtout incriminer les nausées et les efforts du malade. Aussi croyons-nous que l'on doit s'abstenir du lavage dans les cas d'ulcère

(1) DEBOVE ET J. RENAULT. — *Ulcère de l'estomac*, Paris, 1892, p. 221.

de l'estomac à la période où la cicatrisation est encore incomplète et où l'on a encore à craindre les hémorrhagies, si une première tentative a provoqué des nausées, des contractions stomacales violentes. L'hémorrhagie est beaucoup moins à craindre lorsque le malade est peu nerveux et supporte bien l'introduction et le séjour de la sonde dans les voies digestives. On arrive d'ailleurs à diminuer et même, chez certains malades, à supprimer les nausées en faisant serrer entre les mâchoires un corps dur, un bouchon, ou encore mieux l'anneau qui est ajouté à notre sonde, et en faisant prendre avant le lavage une potion à la cocaïne et au menthol, afin de diminuer la sensibilité des voies digestives et leur excitabilité. Nous avons employé avec succès la solution suivante :

Menthol	0,25 centigr.
Alcool, quantité suffisante pour dissoudre.	
Chlorhydrate de cocaïne..	0,10 centigr.
Sirop de sucre..........	40 gr.
Eau distillée............	60 gr.

En prendre 2 à 3 cuillerées à soupe de 10 en 10 minutes, la dernière étant prise 10 minutes avant le lavage.

On peut encore, avec avantage, badigeonner le fond de la gorge avec une solution cocaïnée.

M. Debove a émis, à la Société médicale des Hôpitaux, l'opinion que l'ulcère siégeant habituellement à la petite courbure et vers le voisinage du pylore, la sonde ne peut guère le rencontrer, et que cet accident est peu à craindre avec les sondes molles ; le danger des hémorrhagies réside dans les efforts du malade et dans les contractions reflexes de l'estomac et des muscles abdominaux.

Il est des cas dans lesquels certains symptômes (vomissements muqueux et d'aliments, rétention gastrique et hypersécrétion permanente) indiquent tout particulièrement le lavage de l'estomac. Nous ne saurions mieux faire que de citer à ce sujet l'observation suivante :

Ulcère de l'estomac datant de trois ans; hématémèses et mælénas. — Rétention gastrique. — Vomissements. — Coliques hépatiques. — Guérison par le lavage de l'estomac et la cure de Vichy.

M. V..., âgé de 45 ans. Pleurésie simple en 1870. A été gros mangeur, a fait des excès de boissons. Il a mal mastiqué depuis l'âge de 30 ans, époque à laquelle il dut faire extraire ses molaires qui étaient cariées ; il mangeait vite.

Début des symptômes gastriques en 1888 : perte de l'appétit, dégoût des aliments gras et, 5 ou 6 heures après les repas, vomissements d'aliments et de liquides noirâtres acides. En octobre 1890, douleurs violentes à l'épigastre et à l'hypochondre droit, s'irradiant du côté de l'omoplate droit et qui durèrent quatre jours. En décembre de la même année, crises hépatiques se répétant 2 à 3 fois par jour, pendant 10 jours. Il se met au lait et à l'eau de Vichy.

En février 1891, série de crises hépatiques violentes qui dura 4 jours, avec vomissements noirâtres, de couleur marc de café. Traitement : régime lacté, eau de chaux, bicarbonate de soude. A la suite de cette crise, teint subictérique, pyrosis, régurgitations de liquides acides. Amélioration jusqu'en juillet. A cette époque, on lui permet les œufs, le jambon, les légumes verts. Il est repris de régurgitations et de vomissements d'aliments et de vomissements noirâtres survenant 6 à 7 heures après les repas.

Il est envoyé à Vichy. A son arrivée, il est dans un état d'anémie profonde ; il a maigri de 10 kilogr. depuis 7 mois ; facies terreux. Dépression profonde. Pas d'appétit ; dégoût pour toute nourriture ; soif très vive. Polyurie et pollakiurie. Constipation opiniâtre. Parfois mœlénas.

M. V... éprouve une douleur rongeante, en avant, au niveau de l'appendice xyphoïde, et en arrière, au niveau de la neuvième vertèbre dorsale.

Vomissements muqueux d'aliments et de sang digéré. Flatulences, pyrosis.

Foie sensible, débordant les fausses côtes de 3 centimètres ; estomac sensible, descendant au-dessous de l'ombilic, avec bruit de clapotage.

Le malade est soumis à l'eau de la Grande-Grille en boisson (3 fois 60 gr., matin et soir) et au lavage de l'estomac pratiqué le matin à jeun, et le soir, avec l'eau chaude du Puits-Chomel.

Le premier lavage, le 15 juillet, provoque des vomissements de liquide noirâtre et d'aliments non digérés, à odeur fétide, qui s'écoulent par la sonde et en dehors d'elle ; mais bientôt le liquide apparaît rutilant ; aussi, après avoir vidé l'estomac et y avoir introduit de l'eau de Vichy froide, interrompons-nous le lavage. Deux jours après, nouveau lavage (pendant ces deux jours, le malade avait eu quelques nouveaux vomissements noirâtres, mais peu abondants). Le lavage est fait avec l'eau de Vichy froide ; il permet de retirer les caillots de lait, du liquide marc de café ; il est mieux supporté, grâce à un badigeonnage de la gorge à la glycérine cocaïnée. Il est répété deux fois par jour. Du 18 au 20 juillet, le liquide qui sort par la sonde contient encore un peu de sang digéré et des caillots de lait, puis le liquide devient plus clair et il arrive à ne plus tenir en suspension que des glaires et de la bile. Depuis le 18 juillet, les vomissements ont été supprimés ; les douleurs ont diminué progressivement et ont à peu près disparu le 10 août. L'appétit a reparu ; M. V... se nourrit de légumes en purée, de viande râpée, de lait, d'œufs, de farine lactée, qu'il digère très bien. Il se trouve plus fort, a engraissé de 2 kilogr., le teint est à peu près normal. Le foie ne déborde plus les fausses côtes. La miction est normale. (L'examen des urines avait fait constater l'absence de sucre et d'albumine.) L'estomac n'est plus sensible et a rétrocédé de deux travers de doigt. Pendant sa cure, M. V... a pris tous les jours une cuillerée de magnésie qui provoquait une selle, et a bu de l'eau de la Grande-Grille par doses progressivement portées à 3 fois 240 gr. matin et soir.

Nous avons revu M. V... l'année suivante. L'amélioration avait progressé ; il avait repris ses forces et son poids antérieur ; il n'avait plus eu un seul vomissement et devait être considéré comme guéri de son ulcère ; il ne lui restait que de la gastrite catarrhale sans hyperchlorhydrie.

***

Nous avons tenu à citer ce fait pour montrer que le lavage peut être non seulement inoffensif, mais très utile dans certains cas d'ulcère, même compliqué d'hémorrhagies. M. Bouveret a, de son côté, cité un cas d'ulcère cachectique de l'estomac avec vomissements incoercibles, dans lequel le lavage supprima les vomissements et permit d'alimenter le malade.

Sauf dans un cas, où existaient de légères gastrorrhagies et où nous avons pratiqué le lavage avec une solution de nitrate d'argent à 1/1000e, avec un excellent résultat, puisque les hémorrhagies furent supprimées après le troisième lavage, et dans un autre cas, où nous nous sommes servi d'eau de Vichy tenant en suspension 1 gr. de chloroforme et 10 gr. de magnésie calcinée par litre (en raison d'une hyperchlorhydrie très intense et de vives douleurs qui furent très améliorées), nous avons toujours employé l'eau de Vichy pure, froide ou chaude suivant que nous avions ou non à craindre une hémorrhagie.

Le lavage, pratiqué avec l'eau alcaline de Vichy répond à une double indication. Il débarrasse l'organe des résidus alimentaires, et des sécrétions et diminue l'activité du suc gastrique en neutralisant son hyperacidité, surtout si on combine le lavage à l'usage de l'eau de Vichy en boisson et au gavage, comme le recommande M. Debove.

Les précautions principales à prendre sont, dans les cas où l'on craint une hémorrhagie, de pratiquer le lavage non avec de l'eau tiède, mais avec de l'eau de Vichy froide, de n'introduire que de petites quantités d'eau à la fois dans l'estomac ; si l'on s'aperçoit que le liquide revient plus ou moins teinté de sang, on doit suspendre le lavage, en ayant soin de laisser dans l'estomac une certaine quantité d'eau de Vichy froide.

M. Fleiner a publié (*Münchener medicin. Wochenschrift*, 1893, n° 18) sur le traitement de l'ulcère rond de l'estomac un mémoire dont l'intérêt repose principalement sur le traitement topique que ce médecin a institué sur les conseils de Küssmaul. Ce traitement consiste à appliquer à la surface de la muqueuse de l'estomac vide une couche protectrice de sous-nitrate de bismuth, avec l'aide de la sonde stomacale.

L'emploi du sous-nitrate de bismuth dans le traitement des maladies de l'estomac ne date pas d'aujourd'hui. L'action incertaine qu'on a reprochée à ce médicament tient non à la nature de celui-ci, mais au mode d'application. Quand le sous-nitrate de bismuth est administré à petites doses et en cachets, c'est le hasard qui décide en quelque sorte de la région de l'estomac au niveau de laquelle ira se déposer le topique. Cette substance, grâce à sa densité, se dépose rapidement quand elle est en suspension dans un liquide tel que l'eau. Etant donné un malade affecté d'un ulcère simple de l'estomac, il suffira de le placer dans une attitude telle que la lésion ulcéreuse occupe la partie la plus déclive de l'organe et de lui introduire à travers la sonde stomacale une certaine quantité d'eau tenant en suspension du sous-nitrate de bismuth, pour être certain que ce sel ira former un dépôt à la surface de l'ulcère. Voici comment M. Fleiner procède :

Il lave l'estomac du malade à jeun ; sitôt que l'eau du lavage revient limpide et s'est complètement écoulée, on verse par la sonde la mixture suivante que l'on a maintenue en agitation :

Eau tiède...............	200 cc
Sous-nitrate de bismuth...	15 à 20 gr.

et on ajoute 50 cc environ d'eau pure pour rincer le tube. Puis, sans retirer celui-ci, mais en le pinçant pour empêcher le reflux du liquide, il fait prendre au sujet l'attitude voulue : décubitus latéral droit, quand l'ulcère siège dans la portion pylorique, décubitus latéral droit, quand l'ulcère siège dans la portion pylorique, décubitus dorsal avec bassin relevé quand l'ulcère siège sur la petite courbure, décubitus latéral gauche quand l'ulcère occupe la paroi antérieure.

Au bout de 5 à 10 minutes, le sous-nitrate de bismuth s'est complètement déposé ; on peut laisser écouler l'eau qui reflue à l'état de parfaite limpidité et retirer la sonde. Lorsque les malades supportent mal celle-ci, on peut la retirer aussitôt après avoir versé la mixture.

Au bout d'une demi-heure, le malade peut quitter la position qu'on lui avait fait prendre et on lui fait servir son déjeuner.

Au début, ces injections stomacales sont répétées tous les jours, puis tous les deux ou trois jours, suivant que les symptômes en rapport avec la présence de l'ulcère simple se reproduisent avec plus ou moins de fréqnence. Les malades traités de la sorte n'ont jamais présenté de symptômes d'une intoxication par le bismuth, quoique chez quelques-uns on ait introduit dans l'estomac jusqu'à 300 grammes de sous-nitrate de bismuth. Cependant, il y a quelques années, Küssmaul a vu survenir de la stomatite, chez un de ses malades.

Sous l'influence de cette médication, l'état des malades se modifie comme par enchantement. Du jour au lendemain, les douleurs cessent, les malades peuvent de nouveau manger et dormir ; leur état général s'améliore très rapidement. Dans 2 cas où n'y avait plus à espérer une guérison complète, du seul traitement médical, il a été possible de remonter les forces, au point de rendre possible l'intervention chirurgicale avec le jeûne consécutif qu'elle nécessite.

Le traitement par les injections de sous-nitrate de bismuth exerce également une influence salutaire sur les phénomènes d'excitation motrice et sécrétoire qu'on observe dans les cas d'ulcère simple de l'estomac. Les mouvements péristaltiques sont régularisés ; quand il existe du spasme pylorique, celui-ci se dissipe. La sensation d'étranglement, les nausées, les vomissements, dont souffrent beaucoup de malades cessent.

De même, l'hyperchlorhydrie s'atténue ainsi qu'en témoignent les chiffres cités par l'auteur. Dans un cas de sécrétion continue de suc gastrique, l'amélioration obtenue a été telle que certains jours, l'estomac, le matin à jeun, a été trouvé à l'état complète de vacuité.

Enfin le traitement par les injections de bismuth a eu pour autre résultat de faire tolérer les amylacés chez des malades auxquels les aliments de cette nature occasionnaient précédemment du pyrosis et de la flatulence.

Quand les malades avaient eu des gastrorrhagies récentes ou que l'introduction de la sonde était suivie d'une hémorrhagie, M. Fleiner se bornait, au début du traitement, à faire boire, le matin à jeun, une mixture composée de : sous-nitrate de bismuth 10 gr., eau 150 à 200 c c., à prendre tiède.

Le traitement par le sous-nitrate de bismuth est contre-indiqué dans les affections de l'estomac qui s'accompagnent d'une hypochlorhydrie très prononcée, sauf quand il existe des érosions ou des ulcérations de la muqueuse de l'estomac (1).

Notre avis est que le sous-nitrate de bismuth n'est pas tellement inoffensif que l'on puisse impunément en administrer des doses de 15 à 20 grammes souvent répétées ; pour en atténuer les effets généraux et prévenir la constipation consécutive à son administration, il vaudrait mieux employer des doses moindres de sous-nitrate de bismuth et les additionner d'une quantité à peu près égale de magnésie calcinée en suspension dans de l'eau de Vichy tiède ou froide suivant les indications.

DANS LE CANCER DE L'ESTOMAC ET DANS CELUI DU PYLORE

Dans le *cancer de l'estomac ou du pylore*, les lavages de l'estomac, pratiqués avec les mêmes précautions, rendent de réels services ; ainsi que le fait remarquer le professeur Dieulafoy, ils combattent la putridité et favorisent la tolérance de l'organe pour les aliments (2). Nous avons, pour notre part, fait le lavage de l'estomac chez cinq cancéreux, sans aucun accident ; chez ces cinq malades nous avons obtenu une amélioration et une survie notables.

Dans les cas de rétrécissement cancéreux du pylore, l'amélioration est rapide et considérable ; souvent dès le premier lavage, le malade est débarrassé de ses vomissements, des pyrosis, des éructations de gaz fétides ; les douleurs cessent, le sommeil revient, l'état général se relève, à tel point, que cette amélioration peut en imposer et faire croire à une erreur

(1) *Revue internationale de thérapeutique et pharmacologie*. 1893. p. 189.

(2) *Traité de pathologie interne*.

de diagnostic. La lésion n'en poursuit pas moins sa marche progressive, mais elle se trouve souvent retardée dans son évolution, dès l'instant qu'elle ne se trouve plus en contact avec les produits irritants des fermentations gastriques. — Küssmaul dans son mémoire de 1870, et M. Constantin Paul, ont publié des cas des plus probants en faveur de l'utilité palliative du lavage dans le cancer de l'estomac.

Nous employons ici encore l'eau de Vichy tiède (du *Puits-Chomel*) ; dans ce cas, le lavage agit comme un simple nettoyage (c'est d'ailleurs tout ce que l'on est en droit d'espérer dans le cancer de l'estomac) ; il débarasse de l'organe des matières putrides secrétées par le cancer, et des résidus des digestions ; le liquide qui a servi aux premiers lavages a le plus souvent une odeur des plus nauséabondes (odeur de poisson ou mieux d'écrevisse pourrie).

Lorsque la cavité gastrique très dilatée est le siège de fermentations excessives, il est préférable de commencer par introduire un liquide légèrement antiseptique (eau naphtolée, eau salicylée, etc.), puis de terminer le lavage avec de l'eau de Vichy tiède qui n'a d'action ni irritante ni toxique. Nous reviendrons sur ce sujet dans le chapitre consacré au choix des liquides à employer.

Il est évident que dans les cas de cancer, comme dans ceux d'ulcère simple de l'estomac, on doit employer une sonde molle.

De même aussi que dans les cas d'ulcère, le lavage est contre-indiqué lorsque l'on a affaire à un cancer hémorrhagique ; ses contre-indications, ainsi que les précautions à prendre, sont d'ailleurs les mêmes que pour l'ulcère. Lorsque les fermentations putrides ont diminué, que l'amélioration s'est dessinée, il faut s'abstenir des lavages trop répétés qui pourraient être une cause de dénutrition et provoquer des accidents nerveux, tels que ceux signalés par Küssmaul, Bara, Balzer, etc., et sur lesquels nous nous expliquerons à propos de la tétanie.

Le lavage peut servir de procédé de diagnostic entre le cancer de l'estomac et des affections gastriques le simulant — M. Dujardin-Beaumetz (Leçons de clinique thérapeutique. T. I. 1885), cite le cas d'un malade qui avait réalisé le tableau symptomatique complet du cancer de l'estomac et, à qui ne manquait pas même l'œdème des membres inférieurs ; ce malade, qui était mourant fut complètement rétabli après 20 jours de traitement par des lavages quotidiens de l'estomac.

Enfin, dans les cas de cancer du pylore opérable, le lavage de l'estomac est indiqué, ainsi que le fait remarquer Pick (*Centrabl. Therap.*, 1893), pour préparer l'intervention chirurgicale.

***

DANS LES GASTRITES CHRONIQUES SECONDAIRES

A l'exemple de MM. Debove et Rémond, nous désignerons sous le terme de gastrites chroniques secondaires celles qui « se produisent dans le cours ou à la suite d'une maladie générale de l'organisme » (tuberculose pulmonaire, urémie, chlorose, goutte, diabète, maladies du cœur, cancer situé ailleurs qu'à l'estomac, anémie pernicieuse, maladies cachectisantes, etc.) et celles qui sont déterminées par des intoxications chroniques (paludisme, tabagisme, saturnisme, hydrargyrisme, morphinisme, etc.).

Il n'entre pas dans le cadre de ce travail d'exposer la pathogénie de ces gastrites. Aussi, sans vouloir insister sur ce sujet, nous nous bornerons à dire que « la même cause semble agir sur l'estomac : c'est l'altération du sang » par les poisons qu'il charrie et qui, « soit en s'éliminant par la muqueuse gastro-intestinale, soit en agissant sur les centres nerveux, déterminent des phénomènes gastriques ». Aux troubles de l'hématose et de l'élimination rénale, entraînant aussi des changements dans la composition des liquides de l'économie, on doit rapporter la gastrite cardiaque et la gastrite urémique. La gastrite des tuberculeux reconnaît pour causes les modifications sanguines, comme dans les autres intoxications, et la déglutition des crachats (1). Dans la dyspepsie tabagique, un rôle doit être attribué à l'action de la nicotine sur les centres nerveux, et à l'action directe de la fumée déglutie sur la muqueuse gastrique.

Ce que nous avons dit des gastrites chroniques en général, s'applique également aux gastrites secondaires. Ainsi que le font remarquer MM. Debove et Rémond, « lorsqu'une dyscracie comme le diabète, l'urémie, la chlorose, etc., sera la cause des accidents gastriques, le meilleur traitement de l'affection stomacale, consistera à combattre la maladie générale. En même temps on cherchera par le lavage à débarrasser la muqueuse des produits irritants qui peuvent s'éliminer à sa surface, et, par un régime approprié, à faciliter le retour à l'état normal des fonctions d'assimilation et d'excrétion ».

Le lavage devra être pratiqué avec l'eau de Vichy; quant au régime, le meilleur est le lait additionné d'une petite quantité d'eau de Vichy ou de Vals.

Nous avons traité par le lavage de l'estomac et la cure de Vichy quatre diabétiques atteints de troubles dispeptiques; dans ces quatre cas, en même temps que les fonctions digestives devenaient meilleures, la diminution de la glycosurie a été plus rapide que lorsque nos malades suivaient la cure de Vichy seule, sans le lavage.

Le lavage de l'estomac est indiqué dans les gastrites secondaires de quelque nature qu'elles soient, excepté lorsque la cachexie est profonde, lorsque existent des lésions cardiaques ou pulmonaires très-prononcées.

⁂

Dans l'urémie. — Le lavage de l'estomac, réduisant au minimum l'absorption des produits des fermentations gastro-

(1) Debove et Rémond. — *Traité des Maladies de l'Estomac*, p. 233.

intestinales, doit être employé dans l'urémie, quand l'auto-intoxication se traduit par des accidents gastriques (vomissements) ; le lavage alors, soulage le malade et le débarrasse des produits toxiques des fermentations gastriques et des poisons éliminées à travers la muqueuse de l'estomac.

Notre excellent confrère, M. le Dr Leleu (de Béthune) nous a communiqué l'observation de deux malades atteints de gastrite urémique avec vomissements incoercibles (en juin et en juillet 1893) et traités par le lavage de l'estomac au moyen de l'eau de Vichy. Dès les premiers lavages, les vomissements diminuaient de fréquence, le météorisme s'atténuait ; au bout de 7 jours, le Dr Leleu voyait, dans les deux cas, les vomissements cesser définitivement ; l'état général s'était notablement relevé ; les urines, qui auparavant contenaient 0,50 centigr. d'albumine par litre, n'en contenaient plus que 0,20 centigr. Les deux malades sont encore vivants et assez bien portants, ils se lavent l'estomac dès que les troubles digestifs tendent à reparaître. Le diagnostic de gastrite urémique avait été confirmé par un professeur à la Faculté de Médecine de Lille.

⁂

Dans les vomissements consécutifs aux injections de morphine et dans la gastrite morphinique. — Il n'est pas rare qu'à la suite d'une injection de morphine, le patient soit pris de nausées, de vomissements, sur la pathogénie desquels on n'est pas encore bien d'accord.

Pour les uns, ces symptômes reconnaîtraient pour cause la transformation de la morphine en apomorphine ; pour d'autres, ils résulteraient de l'action de la morphine sur les centres d'innervation de l'estomac ; le catarrhe stomacal, et des phénomènes dyspetiques, dans les cas de morphinisme chronique devaient être mis sur le compte de la torpeur gastro-intestinale et de la stagnation fécale.

Or, les expériences de MM. Marmé *(Deutsche Med. Woch-* 1883, n° 14) et Leineweber *(Inaugural-Dissertation.* Gœttingen, 1883) et celles plus récentes d'Alt *(Berliner Klin. Woch.* 1889, n° 25), tendent à démontrer, que la moitié environ de la morphine absorbée par voie sous-cutanée s'élimine par l'estomac.

Alt a découvert que, 2 minutes 1/4 après l'injection de morphine, les réactifs décèlent la présence de traces de cet alcaloïde dans le contenu de l'estomac ; au bout de 5 minutes, la réaction de la morphine se manifeste de la façon la plus nette. Après 25 à 30 minutes, la réaction diminue et disparaît au bout d'une heure. Alt évalue la proportion relative de la morphine éliminée par l'estomac à la moitié environ de la quantité totale d'alcaloïde injectée sous la peau. Une partie, en présence des acides gastriques, se transforme en apomorphine, d'où les vomissements ; aussi, Alt recommande-t-il le lavage de l'estomac, dès les premières nausées. Ce procédé apparaît comme un mode d'intervention rationnel et inoffensif dans les cas d'intoxication aiguë par la morphine injectée sous la peau.

Nous avons, en plusieurs circonstances, supprimé ainsi les vomissements survenant à la suite d'injections de morphine.

De plus, en retirant la proportion de morphine éliminée par l'estomac, on en prévient l'absorption par les lymphatiques des voies digestives et on diminue les dangers d'intoxication ; en effet, Alt a prouvé, par des expériences, que le lavage de l'estomac, pratiqué quelques minutes après une injection de morphine, met un animal ou un homme en état de supporter des doses toxiques de cette substance.

Nous ne parlons pas des cas où le toxique a été absorbé par les voies ordinaires, où, par conséquent, le lavage de l'estomac pratiqué à temps, est le moyen le plus rapide et le plus inoffensif de débarrasser l'estomac de la totalité ou d'une grande partie du poison ingéré.

Il y a lieu de se demander, d'autre part si, chez les morphinomanes qu'on ne peut pas sans danger arracher brusquement à leur funeste passion, on ne réussirait pas, au moyen du lavage de l'estomac, à atténuer les effets du poison, pendant la période de temps nécessaire pour déshabituer progressivement le malade de l'excitation factice entretenue chez lui par l'usage de la morphine.

Quant à la *gastrite morphinique* proprement dite, c'est-à-dire aux altérations gastriques et aux troubles digestifs causés par l'intoxication chronique, par le morphinisme, les recherches d'Alt les expliquent suffisamment ; elles ont été corroborées par celles plus récentes d'Hitzig (*Berliner Gesellschaft für Psych. und Nervenkrank.* nov. 1892), qui a montré que la morphine diminue l'activité des glandes pepsinifères ; on conçoit qu'à la longue, la sécrétion gastrique finit par se troubler profondément, et que des altérations structurales finissent par se produire. Nous avons observé plusieurs morphinomanes atteints de gastrite avec vomissements muqueux survenant principalement le matin, symptômes datant du début du morphinisme ; dans deux cas, la suppression lente de la morphine et le lavage de l'estomac au moyen de l'eau de Vichy tiède ont amené la disparition presque complète des troubles digestifs. Mais ils ont reparu chez une de nos malades qui se laissa aller de nouveau à sa funeste habitude.

Dans ces deux cas, il y avait hypochlorhydrie. Les indications du lavage de l'estomac sont ici les mêmes que dans la gastrite chronique catarrhale.

Nous avons précédemment parlé de la gastrite alcoolique. Nous n'y reviendrons pas.

° ° °

Dans l'anémie pernicieuse. — On a cité, le docteur Mayer, entre autres (*Schweiz Correspondenz Blatt*, 1889, n° 11), des cas *d'anémie pernicieuse* guéris par le lavage de l'estomac. Dans l'un de ces cas, il s'agissait d'une femme, qui, à la suite d'une couche, avait été prise de faiblesse extrême avec vomissements et de tous les symptômes de l'anémie pernicieuse. On pratiqua des lavages de l'estomac ; le liquide ressortit limpide ; il y eut une amélioration immédiate.

Meyer explique de la façon suivante la pathogénie des accidents, en se fondant sur les résultats du lavage : l'anémie se serait développée sous l'influence des produits toxiques absorbés et des fermentations anormales dont l'estomac et l'intestin seraient devenus le siège, à la suite des couches.

Les troubles dyspeptiques manquent rarement dans l'anémie pernicieuse, (anorexie et parfois polyphagie et polydipsie, météorisme, sensations de brûlure gastrique, vomissements) ; les altérations structurales de l'estomac sont fréquentes (gastrite interstitielle atrophique, décoloration anémique de la muqueuse, suffusions hémorrhagiques, etc.). Les troubles dyspeptiques dominent parfois tellement la scène que l'on est en droit de se demander si, dans ces cas, l'anémie n'est pas secondaire à la gastrite, de même que lorsqu'elle succède à une couche on est en droit de se demander si elle n'est pas d'origine infectieuse.

Mais que l'on considère l'anémie pernicieuse comme symptomatique de lésions de tel ou tel organe ou secondaire à une infection, ou qu'on la considère comme une maladie essentielle, de nature probablement infectieuse, il n'en est pas moins indiqué de combattre les troubles dyspeptiques. Les résultats obtenus par le lavage de l'estomac dans quelques cas, sont des plus encourageants.

DANS LA GASTRO-ENTÉRITE INFANTILE

Toutes les affections gastro-intestinales qui reconnaissent pour cause des auto-intoxications ayant leur source dans le tube digestif, sont justiciables du lavage de l'estomac, tant chez les enfants que chez les adultes ; ainsi, Epstein, Moncorvo (1883), Léo, Klein, Troitzky, Boetti, Faucher, Escherich, Baginski, Florand, etc., ont publié de nombreux cas de *gastro-entérite des petits enfants* (diarrhée verte, choléra infantile, etc.) guéris par le lavage de l'estomac, qui a, en France, comme partisans dans ces cas, les plus éminents pédiatres : Grancher, Hutinel, Sevestre, Legroux, Comby, etc.

Le lavage de l'estomac se fait, chez les enfants, avec une extrême facilité en employant une sonde de Nélaton, en caoutchouc rouge (nos 12 à 35 de la filière), munie d'un petit entonnoir en verre. La sonde est introduite par les procédés ordinaires en la guidant sur le doigt et en plaçant un bouchon dans l'un des coins de la mâchoire de l'enfant qui a des dents, pour éviter les morsures. On emploiera comme liquide, soit l'eau bouillie simple, soit l'eau boriquée, soit l'eau de Vichy, suivant les indications. On fera passer successivement, dans l'estomac de l'enfant, trois à six verres d'eau (un verre chaque fois).

Le lavage sera indiqué chez les enfants dans tous les cas de diarrhée infectieuse infantile, et spécialement dans le choléra infantile, en même temps que les larges irrigations intestinales à l'eau naphtolée, dans les cas de vomissements, d'indigestions, de troubles digestifs prolongés, toutes les fois que l'examen local permettra de constater qu'il existe, trois heures après le repas, un résidu stomacal.

Il devra être répété chaque jour aussi longtemps que dureront les troubles qui ont nécessité son emploi. Il ne présente par lui-même aucun inconvénient, aucun danger.

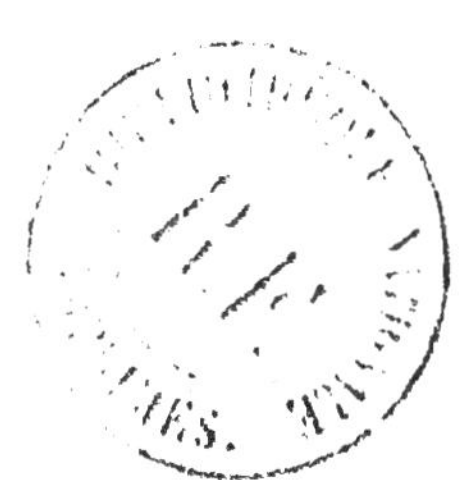

Il paraît modifier, d'une façon très remarquable, le fonctionnement défectueux des glandes de l'estomac. Il est bien entendu qu'il devra être suivi et accompagné d'un régime alimentaire spécial à chaque cas, de la diète aqueuse et de l'emploi du calomel dans le choléra infantile. Le Dr Florand a publié une série d'excellents résultats dus à ce procédé (*Médecine moderne*. Décembre, 1891).

La *dilatation de l'estomac* peut exister chez l'enfant aussi bien que chez l'adulte ; elle peut survenir de bonne heure ; un des malades observés par Comby avait deux mois et demi ; la plupart des autres n'avaient pas dépassé deux ans. Elle est attribuable à une alimentation solide hâtive, aux tétées trop rapprochées et trop abondantes, etc., en un mot, à une alimentation vicieuse. Fleischman soutient que la capacité gastrique est accrue chez tous les enfants nourris artificiellement. M. Comby a bien étudié (*Arch. gén. de Méd.* Août et sept. 1884) la dilatation gastrique de l'enfance, la gastro-entérite qui en est la conséquence, et a montré le rôle qu'elle joue dans la production de l'arthrepsie et du rachitisme — en citant les observations de 43 enfants atteints de dilatation de l'estomac et de rachitisme consécutif ; il a montré aussi que les éruptions chroniques et récidivantes, chez les enfants gourmes, eczéma, urticaire, etc.), sont souvent l'expression de troubles digestifs, et que ceux-ci peuvent conduire à une véritable misère physiologique « qui prédispose aux atteintes des agents morbifiques et qui rend ces atteintes plus redoutables. »

M. Comby recommande comme mesures prophylactiques l'allaitement féminin, bien réglé, exclusif et prolongé, puis le sevrage graduel. Pour lui, le traitement de la dilatation stomacale infantile se résume dans le réglage des tetées, et, à un âge plus avancé, dans le rationnement des boissons et le régime alimentaire, dans les vomitifs, les purgatifs, les absorbants, les alcalins, suivant les indications ; dans les cas plus sérieux, il recommande le lavage de l'estomac.

Dans sa thèse récente (*De l'infection gastro-intestinale chez l'enfant nouveau-né*. Thèse de Paris, juillet 1894) notre ami, le Dr Thiercelin édicte les mêmes règles prophylactiques que M. Comby contre l'infection gastro-intestinale infantile; ainsi que l'avait déjà préconisé M. Comby, il recommande chez les enfants nourris au biberon, le lait stérilisé, l'asepsie du biberon, et les soins hygiéniques. — Comme traitement curatif, il met en premier lieu le lavage de l'estomac. Il faut, dit-il, dans la forme pyrétique de l'infection aiguë, « remplir deux indications : débarrasser le tube digestif des aliments septiques qu'il renferme et chercher ensuite à lutter contre l'infection qui existe déjà. Il faut donc débarrasser tout d'abord l'estomac du lait ou autre aliment qui a été administré, et qui, en fermentant, continue l'intoxication ; pour cela pratiquer immédiatement le lavage de l'estomac. Les vomissements cessent presque toujours aussitôt après ». Donner ensuite un grand lavement d'un litre 1/2 d'eau bouillie ; administrer 5 à 10 centigr. de calomel, suivant l'âge de l'enfant ; diète absolue ; acide lactique (1 gr. par 24 h. jusqu'à 1 an et 3 gr. après 1 an) ; bains à 27 ou 28°.

Les lavages de l'estomac et de l'intestin constituent le premier traitement à employer dans les formes algides et dans l'infection chronique : dans ce dernier cas, les lavages seront répétés aussi longtemps que dureront les phénomènes d'infection.

Le lavage agit d'abord comme évacuant. Mais de plus, en excitant l'estomac, il « favorise la sécrétion d'acide chlorhydrique qui pourra alors agir comme antiseptique (Troitzky).

Le lavage, excellent dans la forme aiguë de l'infection gastro-intestinale, sera aussi d'un grand adjuvant dans la forme chronique pour lutter contre la dilatation » (Thiercelin).

D'après Baginsky, le choléra infantile avec collapsus est une contre-indication au lavage de l'estomac.

Quand, après l'infection il reste de la dyspepsie avec fermentation anormale et dilatation stomacale, il sera bon de donner du képhir et de faire des lavages de l'estomac (Thiercelin).

Contre les *vomissements incoercibles des nouveau-nés*, le Dr G. Kerley a recommandé (*Trans. of the american pediatry Society*. Vol. 3. 1892) le lavage de l'estomac suivi du gavage.

Il a par ce moyen traité 20 enfants, auxquels on a fait en tout 132 gavages dont 109 n'ont pas été suivis de vomissement (on introduisait à chaque fois, à travers la sonde, de 18 à 20 gr. d'aliments liquides). 11 enfants étaient âgés de moins de six mois, et 2 seulement avaient dépassé l'âge de douze mois; sur 6 qui avaient été nourris exclusivement au sein, 5 ont été guéris en très peu de temps, par le gavage, de leurs vomissements incoercibles.

⁂

CONTRE CERTAINES COMPLICATIONS DES AFFECTIONS DE L'ESTOMAC

Certaines affections de l'estomac, principalement la dilatation et le cancer de cet organe, se compliquent de troubles pouvant donner lieu à des erreurs d'interprétation et amener à faire fausse route au point de vue de l'intervention thérapeutique. Les principaux sont : les migraines, la toux, le hoquet gastriques, les vertiges, la chlorose dyspeptiques.

Contre le hoquet incoercible. — En 1891, le Dr Trichel (*Allegemeine Wiener Med. Zeit.*, 1891, n° 43) avait guéri par le lavage de l'estomac, après échec de tous les autres traitements, un cas de hoquet persistant qu'il qualifiait de nerveux. Pareil résultat a été obtenu, en 1892, dans un cas semblable, par le Dr Brown (de Décatur). Plus récemment, deux autres médecins américains, le Dr A. Galland (de New-York) et le Dr Coleman (de Colorado), ont publié des observations de guérison de hoquet, après un seul lavage de l'estomac. Après avoir ordonné la cocaïne, la pilocarpine, etc. qui n'avaient fait qu'amener de l'aggravation, M. Galland pensa que ce hoquet avait une origine gastrique, le malade ayant eu des symptômes dyspeptiques et présentant de la gastralgie ; il fit un lavage de l'estomac et le hoquet disparut définitivement.

Le cas de M. Coleman avait trait à un homme habituellement bien portant, atteint depuis quelques jours d'un hoquet incessant contre lequel le chloral, les opiacés, les bromures, l'éther et le musc n'eurent d'autre effet que d'épuiser le malade et de le plonger dans un état d'assoupissement profond ; M. Coleman, le trouvant dans cet état, vida d'abord, au moyen d'une sonde, la vessie qui était très distendue ; à la suite, le hoquet disparut pendant huit heures, puis reparut. L'état saburral de la langue du malade fit alors penser à M. Coleman que le spasme était sous la dépendance de l'état gastrique; un lavage de l'estomac fut suivi de la cessation immédiate, complète et définitive du hoquet.

Le lavage de l'estomac peut être recommandé, d'après Coleman, non seulement lorsque le hoquet est dû vraisemblablement à des troubles gastriques, mais aussi lorsqu'il est d'ordre nerveux. « En effet, pourquoi ce lavage ne pourrait-il agir favorablement dans les cas de hoquet nerveux, en exerçant sur l'excitabilité reflexe du malade une action calmante analogue à celle qui fut produite par le cathérisme vésical dans l'observation de M. Coleman ? » (1)

***

Contre la toux gastrique. — Parmi les symptômes de la dilatation stomacale et de certaines formes de dyspepsies, il en est un que l'on considère à tort comme exceptionnel ;

(1) *Semaine Médicale*, 11 nov. 1893.

pour notre part, nous l'avons observé plusieurs fois : c'est la toux gastrique. Le plus souvent elle coexiste avec la toux hépatique, lorsque l'ectasie gastrique ou la gastrite chronique est accompagnée de congestion du foie. On peut parfois les provoquer par une pression légère exercée, pour l'une, sur l'épigastre, pour l'autre, au-dessous du rebord inférieur des fausses côtes à droite ; elle peut être spontanée.

La toux hépatique, comme la toux gastrique, paraît, d'après les faits qu'on a publiés jusqu'ici, être en rapport habituel avec un état d'engorgement de la glande hépatique. M. Trastour, de Nantes, a particulièrement bien étudiés cette toux hépatique ainsi que la toux splénique. Il a montré que l'engorgement dont paraît dépendre cette toux, pouvait être la conséquence de simples troubles dyspeptiques, et il l'a décrit dans les termes suivants : « La toux spléno-hépatique a un certain caractère nerveux, spasmodique, qui frappe l'oreille d'un praticien expérimenté ; ordinairement sans expectoration, sauf parfois le rejet de quelques mucosités incolores, cette toux est plus ou moins fréquente ; brève, non quinteuse, elle se montre souvent, caractère important, à l'occasion des mouvements ou de l'ingestion des aliments, mais surtout *par la palpation et la percussion du foie et de la rate.* S'il y a des accès de fièvre, cette toux est parfois très réitérée et très pénible au moment du frisson. »

Le lavage de l'estomac, au moyen de l'eau tiède du Puits-Chomel, pratiqué à Vichy, dans deux des cas que nous avons observés, a supprimé dès le premier jour ce symptôme. Le lavage produit le même résultat contre les *accès pseudo-asthmatiques*, la *dyspnée* et les *troubles cardio-pulmonaires* (décrits par MM. Potain et Barié), survenant chez les dyspeptiques dilatés.

*
* *

Contre les migraines. — A ces symptômes nerveux de la dilatation de l'estomac et des affections stomacales en général, nous devons rattacher certaines formes de migraine liées aux troubles digestifs ; le résultat du traitement institué nous a donné la preuve de l'origine gastrique de ce phénomène, chez plusieurs malades arthritiques que nous avons pu observer et qui, atteints de dilatation de l'estomac n'avaient pas retiré grand bénéfice de la cure hydro-minérale de Vichy ; les accès furent rapidement enrayés et supprimés par le lavage de l'estomac, tel qu'il est pratiqué à Vichy, concurremment avec la cure de boisson.

Nous avons pu pendant trois ans, suivre et observer l'un de ces malades graveleux, atteint auparavant de crises maigraineuses très fréquentes, que le moindre bruit, dans les moments d'accalmie, réveillait avec une intensité extrême ; à un tel point que, dès les symptômes précurseurs de la crise, il expulsait de son appartement sa femme, ses enfants, ses domestiques, et restait seul, dans l'obscurité, pendant 12 à 24 heures (durée des crises) pour se mettre à l'abri de toute sensation extérieure, pouvant exagérer ses accès. Une cure à Vichy avait amélioré les fonctions digestives, mais avait été sans action sur l'hémicranie. L'année suivante, le lavage de l'estomac, institué pendant une nouvelle cure à Vichy, eut un effet immédiat. Depuis lors, M. D... fait tous les ans une cure à Vichy et se lave régulièrement l'estomac une fois par semaine ; à cette condition, il n'a plus d'accès de migraine et les fonctions digestives sont normales.

L'effet curatif du lavage n'est pas douteux ici. Aussi croyons-nous que le lavage de l'estomac est indiqué dans tous les cas de migraine, de céphalée ayant leur origine dans des troubles digestifs. M. Leven a d'ailleurs montré qu'en combinant l'hygiène au lavage de l'estomac, on peut calmer les lourdeurs de tête, vertiges, insomnies, céphalalgies persistantes, d'origine digestive, et qu'il rapporte à une excitation du plexus solaire et à l'irritation cérébrale consécutive.

. . .in nous avons observé un malade, dilaté de l'estomac avec fermentations anormales et en proie à des *sueurs extré-*

mement abondantes surtout la nuit, contre lesquelles tous les antisudoraux (hydrothérapie, atropine, agaric et agaricine, tellurate de soude) avaient échoué, et qui furent supprimées par le lavage de l'estomac, la cure de Vichy et l'hydrothérapie combinés.

*
* *

Contre les vertiges dyspeptiques. — Nous n'insisterons pas sur l'action favorable du lavage contre le vertige dyspeptique. Les observations V et VI (p. 71 et 72) se passent de commentaires.

*
* *

Contre la chloro-anémie dyspeptique. — On sait que les gastropathies, surtout la dilatation de l'estomac, se compliquent de troubles de la nutrition dont la chloro-anémie est l'un des principaux; celle-ci peut survenir alors même que les troubles digestifs ne sont pas très accusés — ainsi que l'a montré Beau, l'anémie des dyspeptiques peut être extrême — M. Hayem a montré la filiation qui existe entre la chlorose et la dyspepsie (*Leçons de thérapeutique*, 1892, t. IV.) Il a trouvé deux fois la dilatation de l'estomac sur douze cas de chlorose; cette dilatation est rarement douloureuse, « elle s'accompagne d'anorexie, de dégoût pour les aliments, de flatulence après le repas; quelquefois on constate des vomissements dus à l'ingestion de matières que l'estomac ne peut supporter. L'hypochlorhydrie est moins constante que la dilatation stomacale. Il est des chlorotiques dyspeptiques où le chimisme stomacal est peu altéré; il en est où l'hypochlorhydrie est telle et la peptonisation si incomplète, que les réactions du suc gastrique approchent de celles que donne le cancer de l'estomac. Il est bon de rappeler ici que dans la chlorose simple le suc gastrique est à peu près normal ou présente le caractère de l'hyperpepsie (1). » La chlorose dyspeptique oppose parfois un obstacle sérieux à l'action thérapeutique, par suite des difficultés qu'on éprouve parfois à faire supporter des médicaments aux malades (Labadie-Lagrave). Ainsi que l'a fait remarquer M. Hayem, cette forme de chloro-anémie s'accommode mal du régime reconstituant intensif (viandes rôties, préparations quinines et ferrugineuses, vins généreux, etc.) auquel on a le tort de vouloir soumettre tous les chloro-anémiques. Aussi certains auteurs, en raison des troubles gastro-intestinaux si fréquents chez les chlorotiques, ont-ils eu l'idée de traiter, et souvent avec succès, la chlorose par l'antisepsie intestinale et par les purgatifs.

C'est, en effet, aux troubles digestifs que l'on doit avant tout s'adresser quand ces troubles sont bien accentués et lorsqu'on a constaté l'existence d'une dilatation gastrique.

Le lavage de l'estomac est indiqué lorsque le malade a des vomissements alimentaires, et lorsque l'estomac dilaté est le siège de stoses et de fermentations anormales. Le lavage sera pratiqué, comme dans le cas de dilatation gastrique au moyen d'eau de Vichy.

Jusqu'à ces dernières années, les médecins, imbus des idées de Trousseau touchant la prétendue action anémiante des eaux de Vichy et des eaux bicarbonatées sodiques fortes, considéraient ces eaux comme absolument contre-indiquées dans l'anémie et la chlorose. Mais l'expérience ayant permis de réfuter les théories anciennes à cet égard, on n'hésite plus à ordonner l'eau de Vichy aux chloro-anémiques, et cela avec succès. Chaque année un certain nombre de dyspeptiques avec chloro-anémie profonde, allant parfois à la cachexie, nous sont adressés à Vichy, et règle générale, ils recouvrent leurs forces, voient leur anémie diminuer à mesure que les fonctions digestives s'améliorent, sous l'influence de la cure et du lavage de l'estomac.

(1) LABADIE-LAGRAVE. — *Traité des Maladies du Sang*. Paris, 1893, p. 213.

Le docteur Pick, de Vienne, a guéri par le lavage de l'estomac pratiqué à jeun et par l'hygiène alimentaire, sans médicament aucun, plusieurs cas de chlorose rebelles au fer.

Une fois les troubles digestifs guéris, et concuremment ou non avec le lavage, on pourra administrer avec bénéfice des préparations ferrugineuses facilement assimilables, en même temps que l'on continuera la médication alcaline de 60 à 150 grammes d'eau de Vichy (Hôpital, Grande-Grille, Mesdames, Lardy) vingt à trente minutes avant les repas, ou que l'on donnera de petites doses d'acide chlorhydrique à la fin des repas, suivant la méthode de M. Hayem (15 grammes de solution à 1/100ᵉ, dilués dans 1/2 verre d'eau sucrée).

Au sujet de l'action des lavages de l'estomac sur la chlorose dyspeptique et sur les troubles de la nutrition d'origine digestive, nous citerons les résultats convaincants des recherches entreprises par M. T. B. Ouaroff (*Thèse de Saint-Pétersbourg* et *Wratch*, 1894, nº 15). Cet auteur a étudié l'influence des lavages de l'estomac sur l'assimilation des substances azotées des aliments. Ses expériences ont porté sur deux séries de malades.

La première série a compris cinq malades atteints de catarrhe chronique de l'estomac, deux atteints de catarrhe avec dilatation.

La deuxième série a compris cinq personnes bien portantes ; chaque expérience chez elles durait seize jours divisés en deux périodes de huit jours ; pendant la première période on faisait des lavages de l'estomac ; on s'en abstenait durant la deuxième période.

Les lavages de l'estomac ont augmenté l'assimilation de l'azote dans les proportions suivantes.

Chez des sujets bien portants :

Maximum de l'augmentation		3.75 0/0
Minimum	—	0.47 0/0
Moyenne	—	2.21 0/0

Chez trois des malades :

Maximum de l'augmentation		2.79 o/o
Minimum	—	1.67 o/o
Moyenne	—	2.23 o/o

Chez deux des malades l'assimilation de l'azote a été diminuée :

Chez l'un, de	1.13 o/o
Chez l'autre, de	1.33 o/o

M. Ouaroff tire de ces constatations et de ses recherches les conclusions suivantes :

Le lavage de l'estomac améliore les fonctions de l'estomac, diminue la stagnation, les fermentations, et par voie reflexe, active la sécrétion biliaire et pancréatique. Le poids et les forces augmentent, preuve de l'influence favorable du lavage sur l'assimilation azotée.

***

Contre l'acné de la face et certaines dermatoses. — On sait quelle est la part qui revient aux troubles digestifs dans l'étiologie de certaines dermatoses, surtout de la face. M. le docteur T. Barthélemy a bien démontré ce rôle dans la pathogénie de l'acné de la face et il l'a exprimé dans la formule suivante : Qui dit acné, dit mauvais estomac ; et ce rôle n'est plus contesté aujourd'hui.

L'acné et l'eczéma séborrhéique de la face s'observent surtout chez les sujets atteints de dilatation gastrique avec stose et fermentations anormales et relèvent de l'auto-intoxication. Nous venons d'en avoir une preuve frappante chez un de nos amis qui, grand fumeur autrefois, arthritique et légèrement dyspeptique, avait été obligé, de par la carie, de se faire extraire la plus grande partie des dents ; à la suite étaient survenus du psoriasis bucco-lingual et un eczéma séborrhéique de la barbe ; tous les traitements externes et internes dirigés contre la dermatose avaient échoué, et les troubles digestifs avaient augmenté. Notre excellent ami, le Dr Morel-Lavallée, consulté, constata une dilatation de l'estomac avec congestion du foie ; il n'hésita pas à rapporter à ces troubles gastro-hépatiques les troubles cutanés et il conseilla une saison à Vichy et le port d'un dentier. Le malade suivit ces indications ; et sous l'influence d'une mastication plus complète, de l'hygiène alimentaire, de la cure de Vichy, de laxatifs fréquents, la dermatose a disparu.

Nous avons encore eu à soigner trois dames atteintes d'acné de la face et de dilatation gastrique avec stases alimentaires. L'antisepsie intestinale, les laxatifs n'avaient pas donné grands résultats ; une cure de Vichy, et le lavage de l'estomac à l'eau de Vichy ont amené une amélioration considérable et bientôt, en continuant le lavage, et avec l'aide de l'antisepsie intestinale, l'acné a complètement disparu.

Il est vrai que l'acné de la face d'origine dyspeptique est sujet à des récidives et reparaît lorsque les troubles digestifs se manifestent de nouveau. Aussi le malade ne doit-il jamais supprimer pendant de longs intervales son traitement, jusqu'au jour où les fonctions gastro-intestinales sont devenues absolument normales.

***

Contre la congestion simple du foie. — Une complication très fréquente de la dilatation de l'estomac est la congestion du foie, produite par la résorption des produits des fermentations gastriques. A son tour, le foie, augmenté de volume, refoule le rein droit et en provoque souvent le déplacement. C'est là la genèse la plus habituelle de l'ectopie rénale (en dehors des cas d'ectopie survenue au cours de la grossesse). A son tour, le rein par lui-même comprime et rétrécit le duodénum : d'où obstacle au cours de la bile qui reflue dans l'estomac, stagnation, dans cette poche, des résidus alimentaires, et fermentations qui entretiennent et augmentent la congestion du foie.

Dans certains cas assez fréquents, soit par le fait de l'obstacle au cours de la bile, par la compression du cholédoque, ou le rétrécissement du duodénum, soit par le fait de la propagation du catarrhe stomacal aux canaux biliaires, il se produit un épaississement de la bile, et même de vrais calculs, dont la sortie provoque des coliques hépatiques, atténuées dans le cas de boue biliaire, et plus ou moins intenses suivant le volume et la forme des concrétions.

On n'a pas fait ressortir suffisamment cette relation de la congestion et de la lithiase hépatiques avec la dilatation stomacale et les gastrites, et pourtant il en découle des indications thérapeutiques bien nettes. Il est évident, que le traitement de l'affection du foie n'aura d'effet sérieux et durable que si l'on s'attaque en même temps à la cause, à l'affection gastrique. C'est là une des indications les plus rationnelles de la cure de Vichy combinée au lavage de l'estomac à cette station. Le lavage débarrasse l'estomac des résidus des aliments, des mucosités, de la bile et du suc pancréatique, entrave les fermentations et, consécutivement, détermine le retour du foie à son état normal (quand toutefois il est institué à temps et quand le foie n'a pas encore subi d'altérations irrémédiables).

Ainsi que le font remarquer MM. Debove et Rémond, il est des cas dans lesquels l'ectopie du rein a été première en date, dans lesquels cet organe est venu comprimer et oblitérer en partie le duodénum ; l'estomac s'est laissé distendre secondairement à cet obstacle, et a été le siège de fermentations et de la production de substances toxiques. Le foie, grossi par leur résorption, contribuera à maintenir la luxation rénale.

On comprend donc comment, dans ces cas encore, le lavage, la régularisation des fonctions stomacales qui en résultent, rendront de grands services. » Le Dr L. Souligoux à montré, avec faits probants à l'appui, l'influence heureuse du lavage de l'estomac dans la congestion hépatique compliquant la dilatation de l'estomac, et dans certains cas de lithiase biliaire, surtout dans ceux de *coliques hépatiques subintrantes* (1).

Nous avons, pour notre part, été appelé à soigner des malades, des femmes surtout, présentant des accès de coliques hépatiques à répétition, subintrants, ayant résisté à tous les traitements institués, ayant même augmenté de fréquence au début de la cure à Vichy, accès qui furent complètement supprimés au bout d'un, deux ou trois lavages de l'estomac.

La *congestion du foie d'origine palustre* et associée à des troubles digestifs, à la gastrite chronique, à la dilatation gastrique, est une indication formelle au lavage et à la cure de Vichy.

DANS LE RETRECISSEMENT CANCEREUX DE L'ŒSOPHAGE

Pour en terminer avec les applications du lavage de l'estomac dans les affections des premières voies digestives, nous citerons deux cas de *rétrécissement cancéreux de l'œsophage* que nous avons observés et dans lesquels ce procédé thérapeutique a produit un résultat satisfaisant.

Dans le premier de ces cas, existaient les signes classiques du cancer de l'œsophage ; l'exploration avec la sonde olivaire fit connaître l'existence d'un double rétrécissement.

Après avoir pratiqué pendant huit jours, la dilatation progressive au moyen de la sonde à olives graduées, on put introduire une sonde n° 2, de Debove et faire le lavage de l'estomac, suivi du gavage. Le liquide qui sortait aux premières séances par la sonde avait une odeur infecte et contenait de petits caillots fétides ; le malade put s'alimenter et après un petit nombre de lavages, le liquide qui refluait n'avait

(1) *Revue hebdomadaire de thérapeutique générale et thermale*, 1889 et 1890.

plus ni odeur, ni caillots. Le malade ne vomissait plus, n'avait plus de douleurs et se trouvait très amélioré. Nous ignorons quelle a été la durée de la suivie.

Quant à l'observation de notre second malade, elle est en tous points semblable à celle que nous venons de résumer. Chez lui, l'œsophage était retréci au point de ne plus permettre la pénétration des aliments semi-liquides dans l'estomac; aussi avait-on dû lui donner des lavements alimentaires. Il subit aussi 2 ou 3 séances de dilatation avec la sonde à boules olivaires de Duguet, et, à la suite, la déglutition devint moins difficile. Étant venu faire une cure à Vichy en septembre 1892, il eut lui-même l'idée de se laver l'estomac sans demander l'avis d'un médecin. Au premier lavage, il sortit par la sonde une certaine quantité de sang ; cette hémorrhagie n'effraya pas le malade qui persista ; aux lavages suivants, le liquide retiré de l'estomac était de couleur louche et d'odeur fétide. Appelé à lui donner nos soins, nous avons continué le lavage au moyen de l'eau de Vichy.

Ce malade a quitté Vichy, assurément amélioré, mangeant à table d'hôte, et pouvant déglutir même la viande, ce qui lui était impossible auparavant. Au début, il était épuisé par une diarrhée avec coliques, survenant dès qu'il absorbait n'importe quel aliment, symptômes qui furent supprimés par la potion suivante, administrée à la dose d'une cuillerée à dessert à chaque repas :

Acide chlorhydrique pur. •	2 gr.
Laudanum de Sydenham.	3 gr.
Elixir de pepsine........	120 gr.

Ce malade qui, à son arrivée à Vichy, était dans un état de cachexie assez prononcée et qui était notablement amaigri, avait repris des forces et avait augmenté de 3 kilogr. en 18 jours. La diarrhée avait disparu, ainsi que les douleurs et la toux caractéristique de l'affection dont il était atteint. Il a continué, à domicile, à se laver l'estomac, sous la direction de son médecin habituel et a vécu encore plus de deux ans (il a succombé aux progrès de son affection, en décembre 1894).

Dans ce cas le lavage a agi en nettoyant l'estomac, en le débarrassant des produits secrétés par le cancer, et en maintenant, par l'introduction quotidienne du tube, la dilation œsophagienne obtenue.

Nous n'avons pas l'intention de prétendre que le lavage de l'estomac doive être préconisé dans tous les cas de rétrécissement cancéreux de l'œsophage. ni qu'il puisse guérir cette affection. Ses contre-indications sont les mêmes que celles de la dilatation par les sondes à olives : la principale réside dans la friabilité possible et surtout dans la présence d'ulcérations profondes de la tumeur. On courrait, en ce cas, le risque de perforer l'œsophage. On sait que le fait s'est produit un certain nombre de fois, nón seulement au cours de la dilatation de l'œsophage par la sonde à olives, mais même au cours du cathétérisme pratiqué, au moyen de sondes demi-rigides, dans le but d'alimenter les malades.

On est en droit de recourir à la dilatation au moyen de la sonde à olives graduées, et au lavage de l'estomac toutes les fois que les hémorrhagies abondantes font défaut et que le sujet n'est pas en proie à une cachexie profonde.

Le traitement est ici purement palliatif, de même que dans le cancer de l'estomac ; il soulagera le malade en atténuant les symptômes morbides, en rendant l'alimentation possible et l'existence tolérable, ce qui est le but auquel doit tendre le médecin en face des affections incurables.

Le mode d'action du lavage est le même aussi que dans le cancer gastrique ; il s'agit en débarrassant l'estomac des produits secrétés par le cancer et en restreignant ainsi les fermentations anormales et les auto-intoxications qui en sont la conséquence.

LE LAVAGE DE L'ESTOMAC

DANS LA SITIOPHOBIE DES ALIÉNÉS

On sait que certains aliénés, surtout les mélancoliques et les hallucinés refusent obstinément toute espèce d'aliments, refus que l'on désigne sous le nom de *sitiophobie* (de *sition* aliment et *phobos* crainte). La sitiophobie peut être sous la dépendance exclusive des troubles mentaux ; le plus souvent elle tient à un mauvais état du tube digestif et à la gastrite catarrhale. Pinel et Esquirol eurent, les premiers, l'idée d'alimenter de force les sitiophobes au moyen d'une sonde en gomme élastique introduite à travers les fosses nasales; Baillarger, Blanche, Leuret, Cotard ont imaginé différents modèles de sondes à cet effet ; mais elles ont été abandonnées en raison de leurs inconvénients, dont l'un était la rigidité. Actuellement on emploie des sondes ordinaires de Faucher ou de Debove qui servent non seulement au gavage, mais aussi au lavage préalable de l'estomac. En effet, étant donnés les troubles gastriques très fréquents chez les sitiophobes, le gavage sera insuffisant si l'on ne nettoie la cavité gastrique si l'on ne modifie la muqueuse. C'est M. Régis qui, en 1881, (Société médico-psychologique) a institué, le premier, le lavage suivi du gavage chez les aliénés; ce procedé est actuellement employé d'une façon courante.

Le mode opératoire est très simple et ne diffère en rien du mode opératoire ordinaire, si le sitiophobe consent à ouvrir la bouche, sinon, il faut user de la force et employer un baillon ou ouvre-bouche ; on introduit alors le tube après avoir abaissé la langue avec l'index, si le baillon n'est pas muni d'un abaisse-langue. On pratique le lavage de l'estomac avec de l'eau de Vichy, puis on verse par l'entonnoir le liquide ou la bouillie alimentaire.

Lorsqu'on ne peut arriver à faire pénétrer la sonde par la bouche, on introduit le tube Faucher n° 1, par les fosses nasales après les avoir nettoyées ; cette opération est facile. Au moment où le tube arrive au niveau de la base de la langue, on exerce une pression modérée et bientot la sonde glisse dans l'œsophage, à l'occasion d'un mouvement de déglutition ; ou bien il suffit de faire pénétrer un peu d'eau par la bouche, ou dans le pharynx, à travers la narine restée libre, ce qui provoque un mouvement de déglutition dont on profite pour faire progresser le tube.

Il convient d'abord de s'assurer que la sonde est dans les voies digestives, car il peut arriver quelle pénètre dans la trachée, chez les aliénés qui crient et ouvrent ainsi la glotte pendant les premiers temps de l'opération ; il suffit de verser quelques gouttes d'eau pour s'informer si le tube est dans l'œsophage ou dans la trachée, en raison des quintes de toux qui surviennent lorsqu'il est dans ce dernier conduit.

Le Dr Frossard a, dans sa thèse (Paris 1890) insisté sur les effets du lavage de l'estomac suivi du gavage chez les sitiophobes et a cité les observations des malades traités par ce procédé, avec le meilleur résultat ; il a conclu que « chez les mélancoliques simples, sans antécédents héréditaires chargés, on obtiendra la plupart du temps la guérison à la fois de la sitiophobie et de la mélancolie. Chez les héréditaires on obtiendra souvent le retour à l'alimentation spontanée : dans quelques cas, même l'état mental pourra être sinon guéri, du moins heureusement modifié.

« Même chez les mélancoliques non sitiophobes, ajoute Frossard, le lavage, en améliorant les voies digestives et en déterminant, pour ainsi dire, une dérivation physique et salutaire, pourra peut-être amener la guérison, en tout au moins l'atténuation des symptômes morbides. »

M. Sevestre a rapporté (*Progrès médical*, 24 décembre 1881) l'observation d'un malade atteint de rage dont on calma la soif et les souffrances en lui introduisant de l'eau dans l'estomac au moyen de la sonde. « Ceci n'est pas du lavage, ont remarquer MM. Debove et Rémond, mais à coup sûr c'est une application originale et heureuse du procédé thérapeutique que nous étudions. »

***

DANS L'ANOREXIE

ET LES VOMISSEMENTS DES HYSTÉRIQUES

On observe parfois dans l'hystérie, surtout chez les jeunes filles, et dans la neurasthénie, une anorexie qui peut-être d'origine mentale, comme la sitiophobie des aliénés, et qui dans certains cas d'hystérie serait due, pour quelques auteurs, à l'anesthésie de l'estomac (Sollier) et à l'absence de la sensation de faim qui en dépend Les malades refusant de s'alimenter (*Sitiergie*, de Sollier) ou mangeant avec dégoût et insuffisamment, maigrissent dans des proportions vraiment extravagantes, suivant l'expression de Charcot, et arrivent parfois à n'être plus que des « squelettes vivants » ; la marche et la station debout deviennent impossibles : Charcot a cité 4 cas de mort qui ont été la conséquence de l'anorexie hystérique.

Le lavage de l'estomac et le gavage trouvent ici les mêmes indications que dans la sitiophobie des aliénés.

***

Un certain nombre d'hystériques sont en proie à des vomissements incoercibles, précédés ou non de crises de gastralgie, pouvant faire croire à un ulcère de l'estomac.

On a publié de nombreux cas de guérison *de vomissements hystériques* obtenue au moyen du lavage de l'estomac, et de l'alimentation par la sonde (Ballet, De Cérenville, Dujardin-Beaumetz, Huchard, Charcot, etc.).

Le Dr Hervé de Lavaur, dans sa très intéressante thèse (*Sur la dyspepsie nerveuse, traitement des vomissements alimentaires par le lavage de l'estomac et l'alimentation artificielle.* Paris, 1885) a rapporté 6 observations personnelles dans 5 desquelles ce traitement a amené la guérison. Le Dr Deniau (*L'hystérie gastrique.* Thèse de Paris 1883) a obtenu 3 guérisons et 1/2 guérison, sur 4 hystériques avec vomissements, traitées par le lavage de l'estomac et le gavage.

Nous-même avons obtenu de très bons résultats dans plusieurs cas ; il s'agissait de vomissements avec anorexie incomplète chez des hystériques ; le lavage suivi du gavage à travers la sonde, a d'abord permis de nourrir les malades ; les vomissements ont été supprimés et l'état général s'est rapidement relevé.

Dans un cas, la malade, jeune fille de 20 ans, présentant de nombreuses stigmates de l'hystérie (troubles de la sensibilité, crises convulsives, etc.) avait depuis un mois, à la suite d'une émotion, une suppression presque complète des urines (à peine émettait-elle 50 à 100 grammes d'urine par 24 heures) ; certains jours, cette suppression était absolue ; en même temps étaient survenus de l'anorexie, des vomissements se répétant 8 à 10 fois par jour, et une intolérance absolue pour tous les aliments solides et liquides. Les vomissements, non provoqués par l'ingestion d'aliments, étaient liquides, muqueux, tantôt incolores, tantôt jaunâtres ; l'analyse chimique y fit découvrir une quantité notable d'urée. Bref, il s'agissait d'un de ces cas d'anorexie et ischurie hystériques avec vomissements, signalés par Charcot.

La malade, qui était très amaigrie et affaiblie, nous fut adressée à Vichy. Nous prescrîmes une petite quantité d'eau de l'Hôpital (40 gr., deux fois le matin et deux fois dans l'après-midi) qui, les deux premiers jours, fut vomie, des douches tempérées ; dès le second jour de la cure, nous fîmes à cette jeune fille le lavage de l'estomac à l'eau du *Puits Chomel*. Le deuxième lavage fut suivi de l'introduction par le tube d'un litre de lait contenant une cuillerée de peptone ; 1/2 litre environ fut vomi au bout de quelques minutes ; le reste fut digéré. Au quatrième lavage, suivi de gavage, la malade cessait de vomir. En même temps, la quantité des urines augmentait. Peu à peu, Mlle M..... en arrivait à s'alimenter sans le secours du tube ; nous devons ajouter qu'elle avait bien supporté, dès le premier lavage, l'eau minérale en boisson ; la dose en fut élevée progressivement à 180 gr. par jour.

Nous avons eu à observer et à traiter une autre jeune fille de 26 ans, hystérique, atteinte d'anorexie avec œsophagisme et crises de gastralgie. Le lavage de l'estomac, pratiqué à Vichy, concuremment avec l'administration de douches tièdes, n'a pas amené la guérison ; mais il a permis d'introduire dans l'estomac et de faire tolérer et digérer sans grandes douleurs, du lait, œufs, poudre de viande, etc. L'œsophagisme persiste. mais moins prononcé, car le malade peut avaler des aliments semi-liquides en très petite quantité à la fois.

Dans plusieurs des cas qui ont été publiés (Debove, Ballet, le gavage employé seul a suffi à supprimer les vomissements et a permis d'alimenter les malades ; mais, en règle générale, il vaut mieux le faire précéder du lavage de l'estomac.

***

DANS LA NEURASTHÉNIE

Quant aux troubles gastriques de la neurasthénie, ils sont justiciables du lavage de l'estomac, lorsqu'il y a dilatation et stases gastrique ou gastrite. Nous voyons chaque année à Vichy des neurasthéniques avec prédominance des troubles dyspeptiques : atonie gastro-intestinale, vertiges, etc., améliorés par la cure d'eau minérale, les laxatifs, alors que tous les autres traitements avaient échoué ; si, au bout de 8 jours environ, les troubles digestifs ne s'atténuent pas, nous faisons le lavage de l'estomac. Chez presque tous ces malades, il se produit rapidement une grande amélioration non seulement du côté des fonctions digestives, mais aussi du côté des autres symptômes de la neurasthénie.

Nous possédons à ce sujet un certain nombre d'observations qu'il serait trop long de rapporter et qui confirment ce que nous venons de dire de l'action du lavage de l'estomac dans la neurasthénie gastrique.

∴

CONTRE LES VOMISSEMENTS REFLEXES

Nous avons cité des cas de vomissements hystériques guéris par le lavage ; au même titre on ne saurait trop recommander ce procédé dans les vomissements dits reflexes, et chez les malades atteints de péritonite, chez ceux ayant subi une laparotomie, tant comme traitement curatif que comme traitement préventif des vomissements.

Les vomissements dits *reflexes* ont des causes multiples ; en général, ils sont sous la dépendance d'*altérations* des *viscères*, altérations *anatomiques* ou *fonctionnelles*, en un mot d'excitations viscérales. Nous n'insisterons pas sur la pathogénie de ces troubles, ce serait dépasser les limites de notre sujet.

En tête des altérations viscérales qui provoquent le plus fréquemment des troubles digestifs viennent les *lésions utérines* qui, « depuis le simple déplacement de l'organe et le flux cataménial, jusqu'aux lésions chroniques les plus notables (tumeurs fibreuses, squirrhe, etc.), ont un retentissement sur l'estomac par voie reflexe. Il en est de même de la grossesse » (1).

Notre avis est que les altérations fonctionnelles ou anatomiques ne suffisent pas pour provoquer des vomissements reflexes, sinon on devrait les observer chez toutes les malades atteints de ces lésions ou en état de grossesse ; deux autres conditions sont nécessaires : ce sont d'une part la prédisposition nerveuse, (hystérie ou neurasthénie) et d'autre part des altérations, quelque minimes qu'elles soient, de la muqueuse gastrique, jouant le rôle de point d'appel.

Il n'est pas besoin de grosses lésions de l'utérus et de ses annexes pour provoquer des troubles dyspeptiques, voire des nausées et des vomissements. Il n'est pas jusqu'aux règles qui n'influencent la digestion, et notre cher maître, M. le professeur Raymond, dans sa thèse d'agrégation sur les *Dyspepsies*, rapporte à cet égard les résultats des recherches faites à la clinique de Ducheck, de Vienne, sur une femme de 25 ans, porteur d'une fistule gastrique. Dès le début des règles, on ne pouvait plus constater de réaction neutre du suc gastrique pendant la journée ; l'estomac était donc dans un état de fonctionnement absolu ; pendant la nuit, il y avait un court repos d'une heure ou deux. Les menstrues disparaissant, les fonctions digestives revenaient à leur état normal.

Les troubles gastriques coïncident le plus souvent avec l'*aménorrhée*, surtout avec la *dysmenorrhée ;* les nausées et les vomissements bilieux ne sont pas rares, en effet, aux époques menstruelles, chez les jeunes filles dysmenorrhéiques. Le plus souvent, deux ou trois jours avant les règles surviennent de l'anorexie, de la paresse digestive ; puis, le jour ou la veille de l'arrivée des menstrues, apparaissent, en même temps que les coliques utéro-ovariennes, des nausées très pénibles, puis des vomissements bilieux cessant lorsque le flux cataménial est bien établi.

Le lavage de l'estomac doit être institué dès les premières nausées, et même, à titre préventif, dès les premiers troubles

(1) F. Raymond. — *Des Dyspepsies*. Paris, 1878, p. 158.

digestifs. Le lavage paraît avoir une action favorable non seulement sur les nausées et les vomissements, mais encore sur les douleurs abdominales.

Nous observons, depuis plusieurs années, une jeune fille qui avait vu, il y a 8 ans, à la suite d'une frayeur au moment des règles, celles-ci se suspendre subitement ; il survint une anémie profonde, avec troubles digestifs et une aménorrhée qui dura 3 mois ; l'anémie et les troubles digestifs furent amendés par des préparations ferrugineuses et l'usage modéré de l'eau de Vichy ; mais depuis lors, 3 ou 4 jours avant les époques, elle perd l'appétit, digère lentement, avec ballonnement et pesanteur gastro-abdominales, puis, fait curieux, si le flux cataménial apparait pendant le jour, elle a quelques légères coliques et les troubles digestifs ne s'aggravent pas ; mais, si les règles débutent la nuit, alors qu'elle est couchée, elle est prise de coliques violentes, de nausées très pénibles, puis de vomissements bilieux à la suite d'efforts qui augmentent les douleurs abdominales ; il survient parfois des lipothymies.

En 1892, appelé une nuit, pendant une de ces crises, nous avons, séance tenante, procédé au lavage de l'estomac avec de l'eau de Vichy tiède ; le liquide, à son retour, était jaune-verdâtre. Instantanément, les vomissements et les nausées ont été supprimés, et les coliques ont diminué. Sur nos indications, cette personne s'est familiarisée avec l'emploi de la sonde stomacale ; lorsqu'elle se lave l'estomac, 2 jours avant l'arrivée des règles et prend de grands lavements tièdes, ainsi que nous l'avons conseillé, elle n'éprouve aucun malaise, à peine de légères coliques, lors de l'apparition des menstrues, même la nuit ; si elle a négligé ce moyen préventif, l'arrivée des règles est précédée et accompagnée de douleurs violentes, de nausées et de vomissements, qu'elle fait cesser en se lavant l'estomac.

Cette observation est des plus intéressantes et des plus probantes.

Quant aux troubles digestifs accompagnant les *lésions utérines*, ils ont été bien décrits par les gynécologistes, et surtout par Courty, dans son *Traité pratique des maladies de l'utérus*. D'après cet auteur, « de tous les symptômes produits par le début, le développement ou l'aggravation d'une maladie utérine, les plus fréquents sont les gastralgies, les nausées, la dyspepsie, l'anorexie, auxquels s'ajoutent parfois des goûts bizarres, etc. » A un premier degré, la digestion est lente et accompagnée de ballonnement, d'éructations, de régurgitations, de gastralgie ; à un deuxième degré, surviennent l'atonie gastro-intestinale, des renvois aigres, de l'abattement, de la céphalalgie, et à un troisième degré, apparaissent l'anorexie, les nausées et les vomissements avant, pendant ou après les repas, vomissements de bile ou de mucosités, ou d'aliments, suivant la plus ou moins longue distance des repas. Ces symptômes sont analogues aux troubles digestifs qui surviennent souvent chez les femmes enceintes et peuvent faire croire à une grossesse. Pour Courty, ces troubles digestifs peuvent faire présumer que la lésion se trouve plutôt dans le corps que dans le col de l'utérus ; « les maladies des ovaires provoquent aussi plus que celles du col un retentissement du côté des voies digestives et de l'innervation ».

Il est de toute évidence que dans les cas de troubles digestifs, placés sous la dépendance de lésions utérines, l'indication primordiale est de s'adresser à la lésion, de supprimer la cause ; mais si les troubles digestifs sont sérieux, si la malade a des nausées, des vomissements, de l'anorexie, si elle dépérit, par défaut de nutrition, le médecin doit, en même temps que la thérapeutique étiologique, instituer une thérapeutique symptomatique contre les troubles digestifs. Or, l'un des caractères de ceux-ci est d'être très tenaces, de résister à la plupart des médications. C'est le lavage de l'estomac, suivi du gavage, qui primera tous les autres traitements et donnera les meilleurs résultats.

Il en est de même d'ailleurs dans les troubles digestifs et les *vomissements des femmes enceintes* ; contre ceux-ci, en effet, le lavage de l'estomac et le gavage constituent le moyen thérapeutique le plus rationnel, de l'avis même de MM. Tarnier et Budin, pourtant qui, n'en paraissent pas grands partisans.

C'est M. le Pr Desplats (de Lille) qui a le premier, conseillé le lavage de l'estomac suivi du gavage contre les vomissements de la grossesse ; ce procédé a réussi dans le plus grand nombre des cas, comme il a réussi contre les vomissements des hystériques. M. D'Ardenne, de Toulouse, entre autres, a cité *(Bulletin général de thérapeutique*, 1886) un cas de vomissements incoercibles de la grossesse, dans lequel la malade était arrivée au dernier degré de faiblesse, secouée à chaque instant par des efforts de vomissements, avec insomnie absolue. Elle fut soulagée dès le second lavage, guérit rapidement ; elle accoucha à terme et sans accident.

Pour supprimer les nausées provoquées par la présence de la sonde dans les premières voies digestives, ce qui a une grande importance en la circonstance, on aura soin de faire précéder le catéthérisme d'un badigeonnage de la gorge avec une solution cocaïnée ou de l'ingestion de 2 ou 3 cuillérées d'une potion à la cocaïne et au menthol (voir p. 83).

Le lavage de l'estomac, suivi du gavage, a la même action curative dans les *vomissements des tuberculeux*, surtout dans ceux qui souvent marquent le début de la tuberculose et qui ont été bien étudiés par M. Marfan, dans sa thèse. M. De Cerenville, de Lausanne, a publié *(Revue médicale de la Suisse Romande*, 1881) l'observation de deux tuberculeux atteints de vomissements d'aliments et de mucus. Chez l'un, le premier lavage fit cesser les vomissements ; il fut guéri de ses troubles digestifs ; chez l'autre, les vomissements et les troubles digestifs disparurent après 6 lavages.

On augmente les chances de succès en prescrivant, en même temps que le lavage, des inhalations d'oxygène préconisées par M. Pinard contre les vomissements des femmes enceintes et par le Dr Mihran Kemhadjian contre les vomissements des dilatés de l'estomac.

Dans la tuberculose, le lavage de l'estomac est spécialement indiqué lorsqu'existe une affection propre de l'estomac qui complique l'état du sujet et lorsqu'il importe de supprimer cette cause de débilitation (Lescarret).

Comme on se propose, dans les cas de vomissements reflexes, comme dans les cas de vomissements nerveux proprements dits, d'exercer une action sédative sur l'innervation de l'estomac, on doit employer exclusivement des liquides tièdes pour le lavage.

Parmi les troubles digestifs et les vomissements d'ordre reflexe, dans lesquels le lavage de l'estomac est indiqué, nous citerons : ceux qui reconnaissent pour cause une *affection hépatique*, principalement la *lithiase biliaire ;* le lavage institué au début ou pendant les accalmies survenues au cours de la crise de coliques hépatiques, supprime les vomissements et enraye souvent les douleurs. Il en est de même des vomissements au cours des *coliques néphrétiques*.

Ces troubles dyspeptiques peuvent reconnaître pour cause des *tumeurs du nez*, *de l'oreille ;* dans ces cas, le lavage resterait sans résultat ; il importe de supprimer la cause.

Les *vomissements reflexes de la péritonite* sont, dans la majorité des cas, amendés par le lavage de l'estomac. Et à ce sujet nous relaterons le cas d'une femme présentée récemment par le professeur Obrastzoff à la Société d'obstétrique et de gynécologie de Kiew ; d'après Obrastzoff elle aurait été guérie d'une péritonite tuberculeuse par les lavages de l'estomac.

La malade, âgée de 35 ans avait été opérée, cinq ans et demi auparavant, par le professeur Rein, pour une tumeur des organes génitaux. A ce moment déjà, on avait constaté une péritonite tuberculeuse diffuse. Après la laparotomie, la malade se sentit très bien jusqu'au mois de février 1894, où survinrent les troubles digestifs qui la forcèrent à entrer à l'hôpital. Elle se plaignait de douleurs épigastriques, de nausées, de vomissements, de constipation opiniâtre. La malade était très amaigrie et affaiblie

A l'examen, on constata des râles bronchiques dans les deux poumons. Clapotement stomacal des plus nets. A l'aide de la sonde on retira de l'estomac 1,000 grammes de liquide vert, très acide. La grande courbure de l'estomac se trouvait à 4 centimètres au-dessous de l'ombilic. Dans la fosse iliaque gauche il existait un exsudat limité, avec poche à parois très épaisses qu'on reconnut être d'origine tuberculeuse. Traitement : lavages quotidiens de l'estomac et lavements. L'amélioration ne tarda pas à se montrer. Actuellement l'état général de la malade est très satisfaisant ; pas de vomissement. La constipation persiste cependant et la malade est obligée d'avoir toujours recours aux lavements. L'exsudat inflammatoire a disparu. Le poids du corps a augmenté de 12 kilog. 5.

Ce cas est intéressant en raison du procédé thérapeutique qui semble aller à l'encontre de l'opinion régnant à présent en faveur de l'intervention chirurgicale (laparotomie). L'estomac, sous l'influence des adhérences inflammatoires qui avaient altéré son péristaltisme normal, avait perdu les facultés de se vider à temps : d'où troubles de nutrition qu'il fallait éloigner avant tout.

Le rapporteur a eu l'occasion d'observer un cas analogue dans la clinique du professeur Loesch et dans lequel les lavages de l'estomac ont aussi amené la guérison. (*Médecine moderne*, 12 décembre 1894.)

A l'encontre de l'opinion d'Obrastzoff nous croyons que l'on n'est pas en droit d'affirmer la *guérison* de la péritonite tuberculeuse. Pour nous, le lavage de l'estomac et les lavements ont, dans ces cas, supprimé les troubles digestifs, diminué ou guéri la dilatation gastrique et atténué les accidents provoqués par elle ainsi que la tension abdominale, comme dans les cas d'obstruction intestinale ; il est probable aussi que la circulation sanguine abdominale se trouvant favorablement modifiée, les exsudats se soient en partie résorbés et que, sous l'influence des contractions intestinales provoquées par le lavage, quelques adhérences se soient rompues ; il s'est produit une amélioration considérable équivalente à une guérison temporaire, mais on ne saurait, en l'état actuel de la science, aller jusqu'à affirmer la *guérison de la péritonite tuberculeuse.*

On n'aurait recours au lavage de l'estomac dans les *vomissements reflexes d'origine cardiaque*, que s'ils compromettaient l'état général, si la cardiopathie était peu prononcée, sans asystolie ni autres symptômes graves, et surtout si les vomissements empêchaient l'absorption des médicaments indiqués contre la maladie du cœur.

Le lavage est absolument contre-indiqué si le malade a de la dyspnée, s'il est sujet à l'angine de poitrine, s'il est exposé à l'asystolie, si la lésion du cœur est avancée. Il ne serait d'aucune utilité contre les *vomissements reflexes* dépendant de lésions bulbaires, cérébrales ou médullaires, ou ganglionnaires (adenopathie trachéo-bronchique, etc.), non plus que contre ceux causés par les *accès de toux* (tuberculose, coqueluche, etc

⁂

DANS L'OBSTRUCTION INTESTINALE

Depuis quelques années, on a préconisé le lavage stomacal contre l'obstruction intestinale et les accidents qui en résultent. Les cas favorables publiées par un grand nombre de médecins et de chirurgiens des plus distingués montrent que ce procédé est le plus inoffensif de ceux employés jusqu'ici, et que l'on doit le mettre en œuvre avant de recourir aux traitements moins inoffensifs, médicaux et surtout chirurgicaux.

Le Dr Faucher relata, en 1881, dans sa thèse, l'observation d'une femme du service du Péan, à laquelle on était sur le point d'ouvrir un anus contre nature pour remédier à des phénomènes d'étranglement interne aigu ; le lavage amena une débâcle intestinale et la malade guérit.

Plus tard, en 1885, Wittaken contesta à Faucher la priorité de ce mode de traitement, et, dans une communication à l'Académie de Cincinnati, à propos d'un cas d'occlusion intestinale par rétrécissement cicatriciel guéri par le lavage de l'estomac, il la revendiqua pour Cliveland, qui, d'après lui, aurait guéri en 1878, par le lavage de l'estomac, un sujet atteint d'obstruction intestinale. Nous croyons que cette revendication n'a pas grande valeur.

Un grand nombre de cas de guérisons d'obstruction et d'occlusion intestinales ont été publiées depuis 15 ans. Mais les auteurs ont eu, pour la plupart, le tort de confondre ces deux termes : obstruction et occlusion. Or, l'obstruction simple diffère considérablement de l'occlusion au point de vue du pronostic et de l'efficacité du traitement médical. Wigniolle, dans son excellente thèse *(Du lavage de l'estomac dans l'obstruction et l'occlusion intestinales.* — Paris, 1890), a très nettement établi cette distinction.

L'obstruction intestinale simple, sans obstacle mécanique, peut être d'origine *paralytique* ou d'ordre spasmodique.

L'obstruction paralytique peut être causée : 1° par la paralysie intestinale essentielle, 2° par péritonite primitive, 3° par péritonite fort opératoire.

L'obstruction par *paralysie essentielle* dépend de l'atonie par dégénérescensce des plans musculaires de l'intestin, comme il arrive chez les vieillards, chez les goutteux obèses ; dans ces cas, le lavage de l'estomac peut parfois échouer, les fibres musculaires ne pouvant récupérer leur contractilité ; mais c'est le plus souvent à des altérations nerveuses, dynamiques ou anatomiques que sont dues la constipation opiniâtre et l'obstruction intestinale que l'on observe chez les hystériques, les neurasthéniques, les ataxiques, les hémiplégiques, etc. Ainsi, le Dr Penel a publié dans sa thèse (Bordeaux, 1893) l'observation d'un malade qui succomba à une pneumonie quelques jours après avoir été guéri d'une obstruction intestinale par le lavage. A l'autopsie, on ne trouva rien d'anormal du côté de l'intestin ; il s'était donc agi d'une obstruction par atonie simple. C'est à cette forme que se rapporte le plus grand nombre des observations de guérison par le lavage de l'estomac qui ont été publiées, entre autre par Kusmaül, Senator (1884), W. Judkins, Chantemesse (1885), Krasnowitz, Brecher (1886), Lancial (1887), Parizot (1893), etc. C'est contre elle que le lavage donne les meilleurs résultats. Dans la plupart des cas, un seul lavage a fait cesser les vomissements, le ballonnement, et a provoqué une évacuation fécale ; dans les autres, le premier lavage a amené une amélioration considérable, et il a suffi de le répéter 4 ou 5 fois pour provoquer la guérison.

M. Desplats (de Lille), emploie, depuis plusieurs années, et avec succès, le lavage de l'estomac contre la constipation opiniâtre, qui n'est parfois que le premier degré de l'obstruction intestinale atonique.

On a interprété cette action du lavage de l'estomac sur l'intestin, de différentes façons ; on a voulu faire intervenir l'excitation directe des terminaisons nerveuses de la paroi gastrique et l'excitation reflexe de l'intestin (Ewald, Senator, Kussmaül, Leven, Cahn, Nicaise).

Le lavage agit, en partie, suivant toute probabilité, en provoquant des contractions, en réveillant les mouvements péristaltiques de l'intestin. La preuve en faveur de cette théorie est fournie par l'action régulatrice sur les fonctions intestinales produite par le lavage chez la plupart des constipés.

Mais ce n'est pas là le seul mode d'action du lavage de l'estomac contre l'obstruction intestinale. Avec M. Wigniolle, nous croyons qu'il a un rôle multiple. En évacuant l'estomac, on calme les régurgitations, les vomissements et le hoquet, on vide l'intestin sur une plus ou moins grande étendue ; dans ces cas, en effet, le pylore est presque toujours insuffisant, entr'ouvert, ce qui explique le reflux des matières fécales dans l'estomac et les vomissements fécaloïdes ; le pylore participe à l'atonie de l'intestin. D'ailleurs, Kussmaül et Cahn ont noté que, chez plusieurs de leurs malades, les premiers liquides retirés de l'estomac ayant été clairs, et les suivants étaient brusquement devenus fécaloïdes ; Rehn a vu, au cours de la laparotomie pour étranglement interne, les matières refluer de l'intestin dans l'estomac et les anses intestinales, auparavant distendues, s'affaisser; avec la tension intra-intestinale s'atténuent le ballonnement du ventre et ses conséquences (refoulement des poumons et du cœur, dyspenée, asphyxie); l'intestin n'étant plus distendu, les parois musculaires récupèrent leur contractilité, ou du moins en partie, car elles se trouvent dans des conditions plus favorables à leur vitalité; aussi, a-t-on plus de chances de succès chez les sujets jeunes que chez les vieillards dont les fibres musculaires sont dégénérées (comme dans une observation de Lancial).

Par le lavage de l'estomac, on s'oppose efficacement à l'auto-intoxication par les matières putrides du tube digestif, à la stercorrhémie ; on prévient et on combat rationnellement la septicémie qui résulte de l'exsudation, dans le péritoine, des liquides intestinaux et des toxines formées, et l'inflammation péritoniale qui peut en être la conséquence (Wigniolle).

L'obstruction intestinale peut être sous la dépendance d'une *péritonite primitive* (Poupon). Dans la péritonite, en effet, les plans musculaires de l'intestin sont frappés d'atonie, soit en vertu de la loi de Stockes, soit par action reflexe. Cette atonie peut donner lieu à l'obstruction intestinale ; à son tour, la distension de l'intestin aggrave la péritonite; d'où un cercle vicieux. Le lavement électrique de Boudet, de Paris, a donné de bons résultats dans ces cas, mais il est parfois dangereux. Il peut provoquer la rupture de la paroi de l'intestin (Prengrueber), il est contre indiqué par l'asthénie cardiaque et une péritonite intense ; le lavage n'a aucun de ces inconvénients ni de ces contre-indications. Lancial (1887), Ballenghien, Ssorokine (1888), Mahnert (1889), etc., ont publié des observations d'obstruction intestinale par péritonite primitive guérie par le lavage de l'estomac.

Il n'est pas douteux que l'obstruction intestinale puisse tenir à la péritonite; Voituriez et Schaposchnikow ont publié la relation de faits dans lesquels le lavage de l'estomac ayant échoué, et les sujets étant morts, on trouva, à l'autopsie, une péritonite totale. On n'est en droit d'espérer la guérison que si la péritonite est localisée, partielle, et non si elle est totale, ou si l'on a affaire à une péritonite tuberculeuse, comme dans des cas relatés par Senator (1884) et Barker (1890) ; on ne peut alors espérer plus qu'une action palliative passagère.

Schaposchnikow, Weissbaum, Wigniolle ont publié des cas d'obstruction intestinale, consécutive à la réduction de de hernies, guéris par le lavage de l'estomac.

L'obstruction intestinale peut tenir à une *péritonite post opératoire*. Non seulement elle persiste parfois après la kélotomie pour étranglement interne, mais on la voit se produire après la laparotomie pratiquée pour des affections de l'utérus et de ses annexes ; cette obstruction est due à la paralysie intestinale consécutive à la péritonite opératoire ; dans certains cas, (surtout si elle n'apparaît que quelques jours après l'opération) elle est due à des adhérences et brides provenant d'érosions de la muqueuse intestinale, à une disposition en V du colon transverse, exagérant l'angle colique gauche et causant des tiraillements sur cet angle (Adenot). Quand les adhérences ne sont pas trop épaisses et dures, elles peuvent être rompues par les contractions que provoque le lavage ; c'est pour augmenter l'intensité des mouvements péristaltiques de l'intestin que Klotz conseille d'introduire de l'huile de ricin dans l'estomac, après le lavage ; dans tous les cas qu'il a traités ainsi, la guérison serait survenue au bout de 10 heures au maximum. Ne pourrait-on encore, dans le même but, combiner le lavement électrique de Boudet, de Paris, au lavage de l'estomac ?

Il n'est pas besoin d'insister sur la gravité de l'obstruction post opératoire, en raison de la septicémie, et en raison de la réouverture possible de la plaie opératoire sous l'influence des efforts et des vomissements. Le lavage de l'estomac est le traitement le plus inoffensif et le meilleur ; son efficacité est confirmée par D. Mollière, si compétent en la question des kélotomies ; il affirmait que toujours il avait vu les vomissements supprimés par le lavage de l'estomac après les kélotomies ; elle est aussi confirmée par les résultats qu'ont obtenus Faucher, Lewin, Vanheuverswyn, Duret.

L'obstruction intestinale d'ordre *spasmodique* reconnait pour cause, soit un spasme de l'intestin analogue à l'œsophagisme, ou un spasme tenant à l'excitation produite par des tumeurs ou des retrécissements cicatriciels qui, obturant seulement une partie du calibre de l'intestin, déterminent une interruption au cours des matières ; cette interruption est souvent intermittente, mais il arrive qu'elle persiste et devienne mortelle. Le lavage de l'estomac peut ramener momentanément le cours des matières, jusqu'à ce que l'occlusion soit complète ; ce traitement n'est que palliatif, dans ces cas (obs. de Wittaker. Péters).

Dans *l'occlusion intestinale*, produite par un obstacle mécanique (v[illegible]ulus, invagination, nœuds, tumeurs, calculs), non plus que dans l'étranglement herniaire, le lavage de l'estomac n'offre pas d'aussi grandes chances de succès que dans l'obstruction simple. Pourtant, des faits encourageants ont été publiés par Cahn, en 1885 (deux cas d'iléus guéris par le lavage), par Mahnert, en 1888 (occlusion guérie par le lavage), par notre confrère et ami, le Dr Calvet, de Villers, en 1889 (occlusion intestinale par invagination, chez une femme de 73 ans, guérie par le lavage de l'estomac), par Jocqs, en 1887, par Luton. Swenson a relaté la guérison d'un cas d'occlusion intestinale absolument désespéré, et une observation d'occlusion intestinale produite par un coprolithe du volume d'un œuf de poule, qui fut expulsé à la suite du lavage de l'estomac.

Berg a publié une statistique de 21 cas d'occlusion intestinale : 8 ont été guéris, 13 ont été soulagés mais sont morts dans la suite.

Des insuccès ont été relatés par Schaposchnikow, en 1886 (un cas d'étranglement par bride allant du cœcum à l'S iliaque et un cas d'étranglement de l'iléon par l'appendice vermiculaire. Insuccès du lavage ; mort), par Bordeleben, en 1888 (3 cas d'étranglement interne ; insuccès du lavage ; mort dans un cas sans opération, dans 2 cas malgré la laparotomie), etc. En tous cas, si le lavage de l'estomac ne suffit pas, le plus souvent, pour supprimer l'obstacle intestinal, dans l'occlusion, il est toujours utile.

Dans l'occlusion intestinale par étranglement interne, ainsi qu'il ressort des expériences de Nothnagel, citées par Calvet, les mouvement péritalliques sont exagérés dans le bout supérieur de l'intestin ; mais, peu à peu, l'anse dans laquelle réside l'obstacle se détend, par suite de l'accumulation des matières, elle réagit ; il en résulte un antipéristaltisme et le reflux des matières vers le pylore. Au-dessous de l'obstacle, il existe seulement des contractions péristaltiques.

Le traitement médical doit répondre aux indications fournies par ces données, diminuer le péristaltisme du bout supérieur en le vidant par le lavage de l'estomac, et en administrant l'opium par voie buccale ou mieux par la voie hypodermique ; en second lieu, réveiller l'antipéristaltisme dans le bout inférieur par les lavements gazeux, le lavement électrique, etc. (Calvet). On doit proscrire les purgatifs.

S. Pollak a récemment publié (*Wiener Med. Woch.* 1892, N° 51 et 1893, N° 3) sept exemples d'occlusion intestinale aiguë, qu'il a traités par le lavage de l'estomac. Dans les sept cas, le cours des matières fécales a été rétabli, grâce à l'emploi de ce procédé de traitement. Chez les cinq premiers malades, ce résultat a été suivi d'une guérison complète ; les deux autres malades ont succombé aux conséquences de l'occlusion intestinale.

Pour cet auteur, dans les cas d'occlusion intestinale, suivant les circonstances, le lavage de l'estomac aura tantôt une efficacité curative, tantôt une efficacité palliative, suivant que l'obstacle, au cours des matières, peut-être levé définitivement ou temporairement.

L'efficacité curative du lavage de l'estomac s'exercera

plutôt dans les cas d'occlusion partielle, que dans les cas d'occlusion totale, et plutôt dans les cas bénins que dans les cas graves, plutôt dans les cas où l'obstacle au cours des matières siège en un point relativement rapproché de l'estomac que dans les cas où l'obstacle siège dans les parties profondes du tube digestif. Plus tôt le lavage sera pratiqué, plus il aura de chances de produire des effets salutaires.

L'efficacité palliative du lavage de l'estomac n'a jamais fait défaut, dans les cas d'occlusion intestinale aiguë, comme dans ceux d'occlusion intestinale chronique. Elle se traduit par un soulagement immédiat. Malheureusement l'état d'euphorie qui résulte de cette efficacité palliative du lavage est souvent trompeur, ainsi que l'a dit M. Berger. Pendant que les manifestations subjectives paraissent dissipées, l'obstacle au cours des matières subsiste, s'aggrave même. Dans ces conditions, la paroi intestinale peut se gangrener; ou bien une péritonite qui met la vie du malade en danger se développe d'une façon latente. Le patient est emporté avant qu'on ait songé à recourir à l'intervention chirurgicale; ou bien cette intervention se produit quand il est trop tard. D'autre part, la laparotomie se heurte, dans ces cas, à des circonstances particulièrement défavorables; par suite du météorisme, les poumons et le cœur sont comprimés, le sujet est en imminence de collapsus, et dans ces conditions l'anesthésie chloroformique ne va pas sans faire courir des dangers au patient.

Il découle de là que, dans les cas où l'occlusion est en rapport avec un obstacle qu'on ne pourrait lever sans intervenir par voie opératoire, ce mode d'intervention ne saurait être ajourné. Ce serait perdre un temps utile que de vouloir, en pareils cas, recourir exclusivement au lavage de l'estomac et d'ajourner l'intervention chirurgicale.

On ne saurait d'ailleurs formuler de règles générales pour résoudre la question de savoir pendant combien de temps on peut, dans un cas d'occlusion intestinale, recourir au lavage de l'estomac, sans danger pour le malade. Celui-ci peut succomber en l'espace de quelques heures aux conséquences d'une occlusion, comme aussi l'obstacle au cours des matières peut être levé spontanément ou à la suite d'une intervention thérapeutique, après deux et quatre semaines de durée des manifestations de l'occlusion.

Quand la maladie suit une marche lente et progressive, sans impliquer un péril immédiat pour la vie du malade, comme il arrive généralement dans les cas d'obstacle mécanique au cours des matières, on peut ajourner l'intervention chirurgicale, sauf à faire quotidiennement deux ou trois, et jusqu'à cinq lavages de l'estomac, suivant les indications; en même temps on réduira l'alimentation du malade à de petites quantités d'aliments liquides; on lui fera absorber du champagne et du cognac, ainsi que des fragments de glace pour calmer sa soif. Pour se renseigner exactement sur l'état des forces du malade, on s'en tiendra aux indications fournies par l'examen du pouls. S'il ne survient pas d'aggravation, on continuera ce traitement pendant trois, au plus quatre jours. Si les vomissements ne se calment pas, si le malade ne rend, par le bas, ni gaz, ni matières fécales, on procédera sans retard à une laparotomie.

Celle-ci sera pratiquée plus tôt, si l'état des forces du malade le commande, si le pouls devient plus fréquent et plus petit.

Le lavage de l'estomac est indiqué également lorsqu'on est appelé auprès du malade une fois passé le délai propice au succès de l'intervention opératoire, ou lorsque celle-ci ferait courir de trop grands risques au sujet.

Pour appuyer les effets du lavage, on fera bien de pratiquer, après celui-ci d'une irrigation intestinale. On pourra aussi, dans l'intervalle des deux lavages, administrer de l'opium, de la morphine ou de la belladone (1).

Dans tous les cas d'obstruction ou d'occlusion intestinales, il est nécessaire de faire passer d'assez grandes quantités d'eau

(1) *Revue internationale de thérapeutique et pharmacologie*, 1891. — N° 12.

dans l'estomac, mais on ne doit guère y en introduire plus d'un demi à 3/4 de litre à la fois.

Récemment, le Dr Hochenegg et le Dr Teleky préconisaient au collège des docteurs de Vienne (*Médecine moderne*, 1894, p. 249), dans le traitement de l'occlusion intestinale, le lavage de l'estomac suivi de grandes irrigations rectales au moyen d'une sonde rectale longue et molle, avec renflement olivaire à son extrémité. Lorsque ces irrigations gastriques et rectales sont sans résultat il y a indication, pour ces médecins, à opérer sans retard. Ils sont d'avis que l. lavage est encore très utile en rendant l'intervention plus facile, en diminuant le météorisme et en empêchant l'auto intoxication ; il doit être fait plutôt avant l'opération

Au cours de l'intervention chirurgicale pour occlusion intestinale, le lavage de l'estomac serait employé avec succès dans le but de favoriser la chloroformisation, de supprimer les vomissements, de diminuer la tension des anses intestinales, de favoriser leur réduction et la recherche de l'anse étranglée. Rehn l'a pratiqué deux fois dans ce but, au cours d'entérotomies. Institué après l'opération, le lavage aide au rétablissement du cours des matières et prévient l'absorption des produits septiques (Duret).

Le Dr Lienevitch (de Tobolsk) préconise, de son côté, le lavage de l'estomac avec des solutions alcalines contre les vomissements chloroformiques surtout au cours de la laparotomie, ou après l'opération, en prenant la précaution de faire comprimer la plaie par un aide, en raison des nausées.

CONTRE-INDICATIONS AU LAVAGE DE L'ESTOMAC

S'il existe un *cancer de l'œsophage*, nous croyons que le lavage pratiqué avec prudence, au moyen d'une sonde molle ou demi-molle n'est contre-indiqué que chez un petit nombre de malades, alors que le cancer est ulcéré friable et que l'on a des raisons de craindre une perforation, ainsi que cela a eu lieu dans quelques cas qui ont été publiés.

Il en est de même *dans le cancer de l'estomac* à la période ulcérative, et encore G. Sée, conseille, en cette occurence, d'enrayer d'abord les hémorrhagies par des injections de morphine et d'ergotine, ensuite de tenter doucement l'emploi du siphon, puis de pratiquer le sondage avec la pompe. Il cite l'observation de deux malades atteints de cancer ulcéré avec hématémèses noires et qui furent très améliorés par le *pompage*.

Si en pareil cas, le *pompage* n'est pas contre-indiqué, à fortiori, en est-il ainsi pour le *lavage* au moyen du simple tube-siphon qui n'offre pas les dangers de la pompe.

Toutefois notre avis est qu'il faut être très prudent et très réservé dans l'introduction de la sonde dans un estomac cancéreux qui est le siège d'hémorrhagies se répétant à intervalles rapprochés.

Il en est de même dans le cas d'*ulcère simple*, à la période hémorrhagique ; ainsi que nous l'avons déjà dit, M. Debove a fait remarquer que l'ulcère siège habituellement vers la petite courbure et au voisinage du pylore et que la sonde ne peut rencontrer l'ulcère en ces points ; toutefois il faut compter, non seulement avec le siège de la lésion, mais aussi avec les contractions parfois très violentes de l'estomac, avec les efforts provoqués par l'introduction du tube, et qui peuvent par eux-mêmes provoquer des hémorrhagies et entraver la cicatrisation. Dans un cas de Fenwick, une femme de 25 ans mourut de péritonite aiguë à la suite d'une tentative de lavage. Celle-ci avait provoqué de telles envies de vomir, que la plaie stomacale s'était rompue dans la cavité péritonéale. On a déjà d'ailleurs constaté de tels accidents après des injections d'apomorphine, etc. Aussi ne saurions-nous trop insister sur la nécessité qui s'impose de s'abstenir du lavage à la période hémorrhagique, ou d'état, de l'ulcère rond de l'estomac, et de défendre à tout malade atteint soit de cancer, soit d'ulcère simple de l'estomac de se faire le lavage sans médecin.

Les *varices œsophagiennes*, que l'on observe parfois chez certains alcooliques, sont une contre-indication au lavage, en raison du danger que l'on court de provoquer une rupture veineuse et des hémorrhagies.

On doit s'abstenir encore du lavage chez les malades sujets à des crises *d'angine de poitrine vraie*, chez les *hémiplégiques*, chez les *artério-scléreux congestifs*, et dans tous les cas ou l'on a des raisons de craindre la présence *d'anévrymes militaires*, et les *accidents cérébraux*, ainsi que chez les *cardiaques*, à une période avancée de la lésion.

On s'en abstiendra aussi, à moins d'indications formelles, chez les épileptiques ; chez eux, en effet, le tubage peut provoquer des crises.

Enfin, on rencontre des sujets qui offrent une véritable intolérance pour le lavage, en raison des contractions, des efforts pénibles, de la suffocation que provoque chez eux l'introduction de la sonde. Dans ces cas, à moins d'indication bien nette, il est préférable de s'abstenir du lavage qui fatigue et énerve outre mesure les malades.

Un état de *débilité extrême* contre-indique-t-il le lavage de l'estomac ?

Nous croyons que non, dans le plus grand nombre des cas. Naturellement si l'on se trouve en face d'un individu cachectique, par le fait d'une tumeur maligne du foie, ou d'un autre organe, à une période avancée, etc., ou atteint d'une maladie aiguë des organes respiratoires, on ne doit pas recourir au lavage. Mais, par contre, dans les cas où on a des raisons de croire que les troubles digestifs sont en cause, le lavage est formellement indiqué ; il en est surtout ainsi dans les cas de faux-cancers, chez certains malades que leur état de faiblesse, de maigreur et tous les symptômes tendent à faire considérer comme atteints de cancer de l'estomac et qui sont rapidement améliorés par le lavage. MM. Dujardin-Beaumetz, G. Sée, C Paul, ont insisté sur ces faits et ont publié des observations probantes à l'appui.

Même chez les urémiques présentant des troubles gastriques et surtout des vomissements, on se trouvera bien du lavage de l'estomac, qui généralement détermine la cessation ou au moins une atténuation notable des troubles digestifs.

***

En s'abstenant du lavage dans les cas où il y a contre-indication et que nous venons de passer rapidement en revue, et en le pratiquant dans les autres cas, suivant la technique que nous avons décrite, au début de cette étude, on évitera les accidents que l'on a signalés pendant le lavage ou à sa suite.

***

ACCIDENTS POUVANT ÊTRE PROVOQUÉS PAR LE LAVAGE DE L'ESTOMAC

L'accident le plus grave que puisse provoquer le lavage de l'estomac est *l'hémorrhagie;* mais cet accident est très rare quand on fait le lavage avec prudence, et la perte de sang est le plus souvent insignifiante s'il n'y a ni ulcère ni cancer de l'estomac. Ainsi que nous l'avons dit, il peut arriver que, dans une gastrite simple, un tube dont l'extrémité inférieure n'aura pas été suffisamment émoussée détermine une légère érosion de la muqueuse, et par là une hémorrhagie de peu d'importance. Nous avons suffisamment insisté là dessus.

On s'expose surtout à une hémorrhagie chez les sujets atteints soit d'ulcère, soit de cancer ulcéré de l'estomac, et par là même prédisposés aux hémorrhagies ; aussi ne faut-il, dans ces cas, employer le lavage qu'avec une extrême prudence ; ainsi que le disent MM. Debove et J. Renault, « il pourrait y avoir des coïncidences fâcheuses pour le médecin, car on ne manquerait pas d'attribuer à son intervention un résultat qui n'en dépendrait nullement, ou qu'elle aurait peut-être avancé de quelques heures. » Et Debove raconte à ce sujet qu'ayant l'intention d'explorer avec la sonde l'estomac d'un malade atteint d'ulcère, il remit l'opération au lendemain ; une heure après le moment où le lavage devait être fait, le malade était emporté par une hématémèse foudroyante. Or si l'exploration avait été faite, l'hémorrhagie serait arrivée au moment de l'opération et c'est à celle-ci qu'on l'aurait attribuée. « Quoiqu'il en soit, ajoute-t-il, cet exemple peut servir et rendre prudent quand il s'agit de lavage, non que, scientifiquement parlant, on ait rien à se reprocher, mais la famille ne manquerait pas de le faire. »

Un grand nombre de malades et même de médecins redoutent, pendant le premier temps du lavage, de voir la sonde pénétrer dans les voies aériennes ; c'est pour prévenir cet accident que des opérateurs enfoncent, au préalable, l'index de la main gauche jusqu'au fond de la gorge, le plus loin possible, pour guider la sonde, manœuvre très pénible pour le malade et qui complique inutilement l'opération. Cet accident ne se produit jamais quand on emploie un tube mou ou demi-mou, du calibre le plus fort possible, et quand on recommande au patient de faire des mouvements de déglutition pour faciliter le passage de la sonde dans le pharynx ; on évite en même temps, de cette façon, les nausées et la suffocation.

L'introduction du tube dans les voies respiratoires n'est guère possible que lorsque l'on procède de force, lorsqu'on se sert d'une sonde de petit calibre et surtout d'une sonde rigide ; c'est dans ces conditions que se sont produits des accidents de cette nature ; ainsi nous avons connaissance d'un cas de rétrécissement cancéreux de l'œsophage, dans lequel un étudiant inexpérimenté voulant introduire une sonde rigide dans l'œsophage, dans le but de faire pénétrer des aliments dans l'estomac, ainsi que cela avait été ordonnée par le médecin traitant, poussa de force la sonde dans les voies aériennes; puis, malgré la suffocation et la cyanose produites, il versa le liquide alimentaire qui pénétra dans les bronches ; le malade succomba en quelques instants. Pour notre part, nous n'avons jamais observé d'accident, même minime, de ce genre, en opérant d'après les règles que nous avons exposées.

En somme, les accidents dus au lavage sont très rares, quand il est pratiqué avec prudence, suivant les règles et les indications. Nous ne saurions mieux faire que de rapporter à l'appui de cette assertion la statistique des lavages de l'estomac pratiqués à Vichy en 1884, 1885, 1886 par le Dr Souligoux, en 1887, 1888, 1889, 1890, 1891 par Souligoux et par nous, et par nous seul, en 1892, 1893 et 1894. Cette statistique comprend 12,500 lavages.

Sur ces 12,500 lavages nous n'avons jamais observé d'accidents graves. Nous avons vu une dizaine de fois le liquide sortir de la sonde, légèrement teinté de sang ; et dans ce cas, nous avons rapidement mis fin à l'hémorrhagie, en faisant pénétrer par le tube de l'eau de Vichy froide au lieu d'eau chaude, et en en laissant un verre environ dans l'estomac. Toujours l'hémorrhagie a été insignifiante et sans la moindre conséquence. Nous avons même pratiqué le lavage à des malades ayant eu quelques mois auparavant des gastrorrhagies causées par un ulcère stomacal, et jamais nous n'avons vu survenir d'hémorrhagie inquiétante ; de même dans des cas de cancer de l'estomac et de l'œsophage.

Trois fois se sont produites, chez des femmes, des crises hystériques provoquées par un premier lavage, deux fois une syncope chez des femmes extrêmement anémiées. Enfin chez une de nos malades, jeune femme très nerveuse, l'introduction du tube produisit, lors de la première séance, de violents efforts, puis une douleur aiguë à l'hypocondre droit ; cette douleur ayant persisté, nous amena à découvrir par la palpation une ectopie du rein droit. Ce déplacement existait-il antérieurement ou a-t-il été causé par le lavage de l'estomac ? Nous ne saurions nous prononcer à ce sujet. Nous n'avions pas constaté de déplacement rénal avant le lavage, mais la malade se plaignait de douleurs sourdes continuelles, au côté droit du ventre, douleurs exagérées par la position verticale, et par la pression, et cela depuis une couche datant d'un an 1/2 ; elle n'avait aucune lésion ni de l'utérus, ni des annexes. Nous avions cru à une névralgie simple. Notre avis est que le rein était déjà mobile et que les efforts, les contractions musculaires provoquées par la sonde, ont pu exagérer le déplacement et amener la chûte de l'organe. C'est là un fait unique ; nous avons lavé l'estomac à une vingtaine de femmes atteintes d'ectopie rénale bien prononcée, sans qu'il se soit produit de complication du côté du rein prolabé.

Nous devons ajouter que nombre des malades qui entrent dans notre statistique ont continué à domicile, après leur retour de Vichy, le lavage de l'estomac, et aucun n'a présenté d'accident consécutif.

De ces faits, il résulte que, sur 12,500 lavages, pratiqués par nous, à Vichy, nous avons vu survenir seize fois des accidents, toujours sans gravité : dix hémorragies très légères, trois crises hystériques, deux syncopes, une ectopie du rein droit (?)

Ces chiffres sont une preuve en faveur de l'inocuité du lavage de l'estomac, preuve d'autant meilleure que ce nombre de 12,500 lavages se rapporte à 800 malades environ, parmi lesquels se sont trouvé des sujets extrêmement débilités, des cancéreux de l'estomac et de l'œsophage, des hystériques, des neurasthéniques avec vertiges, des tuberculeux au début, et des sujets atteints de lésions cardiaques compensées, sans symptômes généraux.

En dehors des hémorrhagies, les accidents signalés par les auteurs, sont en grande partie d'ordre nerveux : crises hystériques, syncopes, convulsions et accès tétaniformes. Ces accidents nous amènent à la question de la tétanie gastrique.

Tétanie gastrique. — Des accès tétaniformes consécutifs au lavage de l'estomac ont été signalés par Kussmaül, puis par différents auteurs. Plus récemment le Dr Proust (de Blois) (*Congrès des médecins aliénistes,* 5 août 1892), après avoir rapporté l'observation de deux malades ayant eu des accès d'épilepsie suivis de vomissements d'aliments non digérés, a cité celle d'une femme atteinte de cancer du pylore avec dilatation secondaire de l'estomac, habituée à pratiquer des lavage tièdes, et qui, à la suite d'un lavage fait un jour avec de l'eau froide, fut atteinte de contractures généralisées.

On a émis trois théories pour expliquer la pathogénie de ces accidents convulsifs et tétaniformes. On a voulu expliquer la tétanie par : 1° la deshydratation du sang que provoque la brusque soustraction de grandes quantités de liquides (Kussmaül), et la trop grande déperdition de liquides riches en chlorures (Hayem); 2° des phénomènes reflexes ayant pour point de départ l'excitation pathologique des nerfs de l'estomac dilaté; 3° des auto-intoxications, par la présence de poisons convulsivants dans l'estomac.

Nous commençons par éliminer la première théorie, en désaccord avec les faits, car dans plusieurs des cas de tétanie gastrique publiés, cet accident est survenu sans qu'il y ait eu ni lavage de l'estomac ni vomissement.

Dans la pathogénie de ces accidents, il faut voir autre chose que le lavage de l'estomac ; la prédisposition individuelle y joue assurément souvent un certain rôle ; l'on doit, dans un certain nombre de cas, considérer la tétanie comme un phénomène hystérique. Il n'est pas douteux que le lavage, comme les causes les plus diverses, puisse provoquer des accidents hystériques, tels que des contractures, chez les hystériques, comme des crises d'épilepsie chez les épileptiques ; de même qu'on observe des vertiges et des sensations de faiblesse chez les gens nerveux, chez ceux qui craignent de suffoquer, surtout chez les sujets qui présentent des troubles cardiaques ou des phénomènes de dépérissement bien prononcés. Le vrai coupable ici, n'est pas le lavage, mais l'hystérie. Fenwick attribue, dans certains cas, ces troubles à une sorte de shock, provoqué par des variations brusques de la tension abdominale. Mais il est facile de se mettre à l'abri des ces variations en n'introduisant qu'une petite quantité de liquide dans l'estomac et en l'évacuant lentement.

Un fait semblerait donner raison à la théorie reflexe, c'est l'observation de la malade du Dr Proust, qui, habituée au lavage à l'eau tiède, sans avoir jamais eu d'accident, est prise subitement de contractures à la suite d'un lavage à l'eau froide.

L'eau froide, introduite dans l'estomac par la sonde, proque, en effet, chez le plus grand nombre des malades, une sensation désagréable, une impression vive qui est parfaitement capable de provoquer des phénomènes nerveux, en réveillant un état d'hystérie latente. Pour notre part, sauf dans des cas déterminés et que nous avons exposés plus haut, nous n'utilisons à Vichy, pour le lavage de l'éstomac, exclusivement que les eaux tièdes (Chomel, Grande-Grille, Hôpital) de cette station, prises à la source; hors de cette station, nous conseillons de toujours (sauf les indications spéciales) employer des liquides tièdes (eau de Vichy chauffée au bain marie, etc.). Aussi, n'avons-nous jamais observé d'accidents d'ordre tétaniforme.

De nouvelles données scientifiques viennent d'éclairer la pathogénie de la tétanie gastrique proprement dite, qui peut se produire et qui se produit le plus souvent en dehors du lavage. On tend de plus en plus à la considérer comme un symptôme traduisant une auto-intoxication gastro-intestinale spéciale, à en faire l'expression de troubles gastriques, tant chez l'adulte que chez les nourrissons.

En 1887, Brieger attribuait la tétanie à la présence dans l'estomac, d'une toxalbumine qu'il dénommait *peptotoxine*, laquelle se formerait en excès chez les sujets atteints d'hypersécrétion gastrique. MM. Bouveret et Devic ont, en 1892, montré que cette peptotoxine ne préexiste pas dans l'estomac, qu'elle est produite par les procédés mis en œuvre pour l'extraire et l'isoler et que sa formation résulterait de l'action successive de la peptone, de l'acide chlorydrique et de l'alcool. MM. Bouveret et Devic ont isolé, en laissant évaporer à l'étuve à 39° les résidus du contenu gastrique, un produit qui, injecté dans les veines, détermine des convulsions tétaniques. Pour eux, la tétanie complique les gastrectasies avec hypersécrétion permanente ; la présence d'alcool dans l'estomac serait une condition nécessaire à sa production. Ils ont fondé leur opinion sur trois cas personnels et sur 20 cas déjà publiés. Dans tous, autant qu'on peut en juger par l'analyse des symptômes décrits, il s'est agi d'hypersécrétion permanente de Reichmann. Dans 12 autopsies qui ont été faites, on a constaté un ulcère gastrique ancien ou en pleine activité ; l'on sait, d'autre part, que l'hypersécrétion est une condition pathogénique de l'ulcère de l'estomac. Pour MM. Bouveret et Devic, les circonstances qui favorisent l'éclosion de la tétanie sont : un degré prononcé de rétention gastrique, les excitations répétées de l'estomac l'ingestion de boissons alcooliques. C'est une complication grave de la dilatation de l'estomac.

MM. Ferré et Cassaët (de Bordeaux) reprenant et complétant les recherches de MM. Bouveret et Devic ont (*Société d'Anatomie et de Physiologie de Bordeaux*, 18 Juin 1894) recueilli pendant plusieurs mois le contenu stomacal d'un hyperchlorhydrique.

L'acidité, très exagérée, était quelquefois de 8 ‰. Pendant tout le temps que son suc gastrique a été examiné, cet individu n'absorbait jamais d'alcool ni de substances capables d'augmenter l'acidité stomacale.

En traitant le contenu stomacal par l'alcool et en reprenant le soluté alcoolique pour le traiter par l'eau, MM. Cassaët et Ferré ont pu obtenir un suc convulsivant qui, à la dose de 50 centigrammes, produit chez un lapin de moyenne taille de l'opisthotonos et des phénomènes de dyspnée, d'exophtalmie et de myosis. Les animaux restent couchés sur le flanc ; quelquefois leur respiration se suspend pendant trois ou quatre minutes et reprend ensuite. Les expérimentateurs ont été amenés de plus à rechercher si, dans le suc gastrique d'individus hyperchlorydriques non tétaniques, on ne trouverait pas également une substance convulsivante.

Or, dans ces cas-là, il arriverait que les animaux injectés, au lieu d'avoir toujours des convulsions, présentaient quelquefois de la somnolence et du coma.

Peu de temps après (eod. loc. 16 Juillet 1894) MM. Cassaët et Benech, en évaporant à siccité un contenu stomacal hyperchlorydrique, épuisant par l'alcool absolu, évaporant de nouveau, reprenant par l'eau distillée et filtrant sur noir animal et sur ouate, ont obtenu une autre solution incolore, qui, injectée à un lapin, a produit des accidents graves, caractérisés par l'abolition des mouvements volontaires, la conservation des mouvements reflexes, une précipitation considérable de la respiration et une hyperesthésie très marquée ; cette substance n'agit que si elle est employée à dose triple de la substance convulsivante et ses effets n'apparaissent qu'une demi-heure après les effets de celle-ci. Il semble donc, disent les expérimentateurs, qu'on puisse reproduire par l'expérimentation, la plupart des phénomènes immédiats et tardifs observés dans les cas de tétanie gastrique et combler la lacune qui provenait de la non-reproduction des accidents comateux dans lesquels cependant succombent le plus souvent les malades de cet ordre.

Le rôle de l'auto intoxication n'est donc pas douteux dans la pathogénie de la tétanie gastrique : ces recherches apportent une confirmation aux opinions émises par M. le professeur

Bouchard et par le professeur Péter (autotyphyxation). D ailleurs, ces vues sont en accord avec les nombreuses observations qui ont été relatées. Nous avons relevé 56 cas publiés, dans lesquels la tétanie, légère ou très accentuée, a eu une origine gastrique ; sur ces 56 observations il y a eu 26 morts Dans un seul cas, on a constaté un cancer de l'estomac ; dans presque tous on a trouvé un ulcère ancien ou en pleine activité. Il n'est pas douteux que la tétanie survient dans la dilatation de l'estomac avec hyperchlorhydrie et ulcère.

On a prétendu, ainsi que nous l'avons dit, que le lavage de l'estomac pouvait provoquer des crises de tétanie, mais cet accident s'est produit très rarement à sa suite, et quand on relit avec soin les quelques observations de ces cas, on voit que le lavage n'a été probablement qu'une coïncidence ou tout au plus qu'une cause occasionnelle, la plupart des malades ayant déjà eu des crises de tétanie. Par contre, nous lisons que, dans un grand nombre de faits, le lavage de l'estomac a supprimé les accès de tétanie (1 cas de Galliard, 1 de Gassner, 1 de Kussmaül, 2 de Bouveret, 1 de Vautier, 1 de Massalongo, 1 d'Ewald, 1 de Fenwick, 1 de Fiessinger, etc.).

La pathogénie de la tétanie est complexe, et le dernier mot est loin d'avoir été dit. Nous croyons que l'au[illegible]toxication seule n'est pas capable de provoquer la tétanie [illegible] tous les alcooliques hyperchlorhydriques devraient en [illegible] atteints un jour ou l'autre. Plusieurs facteurs sont nécessaires ; et l'idée que nous nous faisons de cette pathogénie, et qui est aussi celle de notre cher maitre, M. le profeseur Raymond, (communication orale), concilie les deux théories de l'origine reflexe et de l'auto-intoxication. (Nous ne parlons pas de la théorie de la deshydratation, de Kussmaül, qui est abandonnée). Prises séparément, ces deux opinions sont trop exclusivistes. Ni l'une ni l'autre ne rend compte de tous les faits. Il est plus rationnel d'admettre que trois facteurs interviennent généralement dans la production de la tétanie gastrique : 1° la prédisposition, c'est-à-dire le terrain, 2° l'auto-intoxication et 3° l'action reflexe mise en jeu par l'excitation des nerfs périphériques ou des terminaisons nerveuses de la paroi gastrique.

Nous nous sommes déjà expliqué sur le rôle de la prédisposition qui diminue la force de résistance de l'organisme contre toute cause tendant à détruire l'équilibre nerveux, et sur le rôle de l'auto-intoxication.

Quant à l'action reflexe, ayant pour point de départ des excitations périphériques, elle ressort de presque toutes les observations qui ont été publiées : dans un certain nombre de cas, ces accès de tétanie sont apparus à la suite de vomissements liquides ou noirâtres, soit spontanés, soit causés par l'ingestion de boissons alcooliques (1/2 litre de rhum, dans l'obs. de Merlin), de pression sur la paroi abdominale (Ballet), d'exposition au froid, de fatigue (Fiessinger) ; on a encore incriminé (G. Sée, Lopez) l'irritation causée du côté des nerfs gastriques par la rétention de matières acides dans l'estomac ; et, en effet, dans un certain nombre de cas, les crises de tétanie ont été précédées par des crises de brûlure gastrique caractéristiques des accès d'hyperchlorhydrie. Dans d'autres cas une impression morale vive a paru être la cause occasionnelle de la tétanie.

Il est donc rationnel d'admettre que, chacun réagissant à sa façon aux différentes excitations et intoxications, il est des sujets prédisposés chez qui, certains poisons convulsivants, prenant naissance dans l'estomac, dans certaines conditions, peuvent, sous l'influence d'excitations ou d'irritations nerveuses, provoquer des crises de tétanie ; celles-ci seront d'autant plus graves que l'état gastrique sera plus grave et que les poisons formés seront plus abondants.

Il est enfin des cas dans lesquels la tétanie a été provoquée par la constipation survenant chez des sujets ayant habituellement de la diarrhée, comme dans l'observation d'Ewald ; d'après cet auteur, les toxines produites dans l'estomac sont resorbées en quantité insuffisante pour provoquer des accidents lorsqu'il y a diarrhée ; mais, lorsque celle-ci est remplacée par la constipation, la résorption est suffisante pour déterminer la tétanie.

L'auto-intoxication par des substances convulsivantes d'origine gastro-intestinale peut encore se traduire par des accès épileptiformes, par des mouvements chloréiformes. Nous citerons, à ce sujet, les observations de R. Massalongo et de Cristiani.

Massalongo a publié en 1888 *(Lo Spérimentale)* un travail important sur *l'épilepsie gastrique. (Contribution à la pathogénie des phénomènes nerveux chez les dyspeptiques)* avec observations à l'appui, et en 1892 (*Riforma Medica* n° 190, août 1892) un mémoire sur la *chorée électrique et la myoclonie électroïde d'origine gastrique*, basé sur l'histoire de deux malades atteints de dilatation de l'estomac ; il conclut qu'il existe une variété de myoclonie à secousses brusques, violentes, appelée pour celà myoclonie électroïde, entretenue par des troubles gastriques, d'origine toxique. « Le traitement gastrique est le vrai traitement calmant de cette variété de myoclonie ; sont pour cela indiqués les amers, la strychnine, le lavage de l'estomac, le lait et les antiseptiques. »

L'observation de Cristiani se rapporte à un homme de 52 ans, à hérédité nerveuse très chargée, présentant depuis longtemps des troubles dyspeptiques et de la constipation ; ces troubles s'aggravèrent et s'accompagnèrent de brûlure gastrique, de paresthésie, de bouffées de chaleur, de refroidissement des extrémités, de mélancolie et d'hypochondrie. Bientôt il fut pris d'épilepsie localisée à la moitié droite de la face et des membres droits avec aura vaso-motrice, anxiété précordiale, perte de connaissance non-complète, par accès qui se répétèrent pendant un mois et qui furent supprimés par le traitement stomacal. Pour Cristiani, l'intoxication se serait traduite par des symptômes limités au côté droit, par suite de la moindre résistance d'un des hémisphères cérébraux. Il rapproche, ainsi que Massalongo, ces phénomènes, des convulsions générales ou localisées de l'urémie et il les considère comme des troubles dynamiques ou fonctionnels toxiques, sans lésions cérébrales.

Du rôle aujourd'hui bien connu et primordial de l'auto-intoxication on peut déduire des indications thérapeutiques rationnelles.

En première ligne vient le lavage de l'estomac, car, ainsi que l'a écrit M. le Dr Fiessinger dans un intéressant travail (De la tétanie et de son traitement. *Revue internationale de thérapeutique et pharmacologie,* 1894, nos 13 et 14) : « Malgré les méfaits dont on l'a rendu coupable et qui tiennent sans doute à l'irritation du système nerveux par des substances toxiques antérieurement absorbées, nous croyons que le lavage est le meilleur traitement à opposer à la tétanie qui suit l'hypersécrétion. » MM. Bouveret et Devic sont très formels à ce sujet. Suivant eux, quand la tétanie se déclare, le meilleur moyen à employer est d'évacuer et de laver complètement l'estomac. On ne pourra assurément supprimer l'intoxication déjà produite, mais on empêchera l'apparition de la forme grave de la tétanie (la dose mortelle de poison étant le double de la dose convulsivante). Il ne faut pas hésiter à recourir au lavage en cas de tétanie gastrique. En admettant même que le tubage soit capable de rappeler un accès, il y a moins de danger à exposer le malade au retour des contractions, qu'à laisser dans son estomac la substance toxique pouvant amener la mort. Le vomissement ne suffit pas pour évacuer l'estomac (Bouveret et Devic). Les cas publiés par Galliard, Ewald, Gassner, Kussmaül, Bouveret, Vautier, Massalongo, Fenwick, Biscaldi, Fiessinger, etc., sont les meilleurs preuves à l'appui de l'efficacité du lavage de l'estomac.

Nous ajouterons que l'on doit même recourir au lavage comme moyen préventif, chez les dilatés hypersécréteurs, surtout si l'on observe des prodromes de la tétanie. Le lavage sera pratiqué au moyen de solutions alcalines et mieux encore d'eau de Vichy, et on administrera, suivant les indications, soit le bicarbonate de soude, soit l'eau de Vichy. Dans l'observation publiée par M. Galliard, la suppression des crises tétaniques et l'amélioration des troubles dyspeptiques furent obtenus par le lavage de l'estomac, l'eau de Vichy et deux cures à cette station, par le régime lacté, et, au moment des accès, par les inhalations d'oxygène et des injections de morphine.

Chez les nourrissons, on veillera à l'hygiène ; chez l'adulte, on prescrira « la diète lactée, un léger laxatif, quelques sédatifs du système nerveux (bromure, antipyrine) ; on se rappellera que l'alcool et l'acide chlorhydrique prennent une part dans la production de la peptotoxine. Les spiritueux seront interdits ; on recommandera les alcalins à haute dose. Il va sans dire qu'en cas d'intoxication alimentaire, le traitement de la tétanie sera avant tout prophylactique et qu'on se livrera à une enquête sur la qualité des farines soupçonnées de renfermer de l'ergot.

« Dans la tétanie liée à la diarrhée, quand cette dernière est due à une indigestion, une purgation est la médication logique ; elle élimine les poisons qui encombrent le tube intestinal. En d'autres circonstances, l'opium sera préféré. Il tarit dans les sécrétions intestinales, le milieu où se forment les substances toxiques et est indiqué par son action contre les spasmes musculaires. » (Fiessinger).

On fera l'antisepsie intestinale (benzonaphtol, salol, etc.) Dans les cas graves, on pourra avoir recours, comme dans l'urémie, aux émissions sanguines qui soustraient une certaine quantité du poison charrié par le sang.

CHOIX DU LIQUIDE

Une question de la plus haute importance dans la pratique du lavage de l'estomac se rapporte au choix du liquide à employer.

S'il s'agissait seulement d'effectuer la vidange de l'estomac, la nature du liquide serait chose assez indifférente, à la condition que celui-ci fût inoffensif ; l'eau ordinaire filtrée et bouillie, sans addition d'aucun principe médicamenteux, serait suffisante ; mais ainsi que nous l'avons dit, le lavage de l'estomac n'agit pas seulement en nettoyant cet organe, il constitue un traitement topique de la muqueuse stomacale. Cette action locale est subordonnée à la nature du liquide employé.

Dans son mémoire lu en 1867 au Congrès des naturalistes allemands, et publié en 1870, en français, dans les Archives générales de Médecine (T. XV. p. 445) mémoire qui fait époque dans l'histoire du lavage et du pompage de l'estomac, Küssmaul relatait les observations d'un certain nombre de malades atteints de dilatation de l'estomac, et qu'il avait traités par le lavage et le pompage pratiqués au moyen de l'eau de Vichy. Ainsi, chez la malade, qui fait le sujet de sa première observation, la muqueuse stomacale était irritée par une sécrétion âcre et acide, en conséquence d'une sténose pylorique déterminant la stagnation et la décomposition des masses renfermées dans l'estomac. « Au moyen de la pompe, dit Küssmaul, j'espérais non seulement éloigner ces masses âcres et irritantes, mais, en outre, laver et absterger la muqueuse malade à l'aide d'un liquide alcalin tel que l'*Eau de Vichy* ou une solution de soude », et il traduit ainsi les effets du lavage : « Le résultat immédiat de la première évacuation et du lavage par l'eau de Vichy fut surprenant. La malade qui, auparavant, était sans cesse d'humeur sombre et morose, se montra, pour la première fois, contente et joviale dans son lit, et déclara ne pas s'être trouvée si bien depuis nombre d'année. La digestion et le sommeil furent sur le champ améliorés, et durant deux jours entiers, notre malade se trouva complètement libérée de toute sensation de malaise partant de l'estomac. » Chez tous ses malades, Küssmaul employait, pour le lavage, l'*Eau de Vichy naturelle ;* en même temps il recommandait les repas légers et fréquents et l'abstinence de tout aliment indigeste ou de nature à provoquer des fermentations acides ; cette diététique, écrivait-il, « sera secondée avec succès ; 1° Par l'emploi des liquides saturés de carbonate de soude, particulièrement *des Eaux de Vichy, et de Vals* dont on ne saurait trop apprécier la valeur. On les administre à la dose d'un ou deux verres, une demi-heure avant le repas du matin ou celui de midi..... Les eaux sodiques dissolvent le mucus visqueux secrété avec profusion ; elles neutralisent l'acidité anormale et excitent, introduites dans un estomac à jeûn, la sécrétion d'un bon suc gastrique, et par là même facilitent la production d'un bon chyme. » Cela revient à dire que, pour Küssmaul, le lavage pratiqué avec l'eau naturelle de Vichy et combiné avec la cure de cette station, constitue le meilleur traitement de la dilatation de l'estomac. Ce témoignage a bien sa valeur ; dans cette citation se trouvent très bien résumées les propriétés particulières de l'eau de Vichy en lavage.

Damaschino (1880), était partisan du lavage stomacal pratiqué au moyen de liquides alcalins, dont le type est l'eau de Vichy, puis avec des solutions actives, telles que celles de nitrate d'argent, afin de provoquer des modifications rapides de l'état de la muqueuse gastrique.

Le plus grand nombre des auteurs qui se sont occupés du lavage de l'estomac sont partisans à cet effet des eaux de Vichy. De ce nombre sont MM. Sée, Dujardin-Beaumetz; pour ce dernier, les eaux de Vichy sont les modificateurs les plus puissants de la muqueuse stomacale, et dans ces véritables pansements faits avec les lavages, il ne connaît pas de liquide qui leur soit supérieur; il est d'avis que dans la plupart des cas, on ne doit s'en tenir à ces eaux naturelles. Bucquoy a recommandé aussi l'eau de Vichy, mais coupée de moitié d'eau; Constantin Paul l'eau de Vichy et l'eau de Sail-les-Bains; M. Leven donne aussi la préférence à l'eau de Vichy. Enfin parmi les autres auteurs qui ont écrit sur la question nous ne citerons que Debove et Rémond, pour qui, « l'eau alcaline, l'eau de Vichy, est peut-être de tous les topiques locaux celui qui jouit de la meilleure action sur la muqueuse gastrique. Froide ou chaude, elle diminue aussi bien les sécrétions exagérées d'acide, qu'elle favorise, dans les cas de sécrétion insuffisante, le retour au taux normal de l' HCL disparu. Les fermentations cessent grâce à elle. Les douleurs diminuent. »

L'opinion unanime est donc que l'eau naturelle de Vichy est le liquide à employer de préférence pour le lavage de l'estomac, sauf le cas d'indications particulières, dont les principales sont : la présence de fermentations éxagérées, avec ou sans odeur fétide du contenu de l'estomac, et les empoisonnements. Nous ne reviendrons pas sur ce que nous avons dit du traitement des intoxications par le lavage de l'estomac, au début de cette étude, ni sur le liquide à employer pour le lavage dans les cas de gastrite chronique (voir page 72), d'ulcère, de cancer de l'estomac, etc.

Pour ce qui concerne la présence de fermentations fétides dans l'estomac, le lavage pratiqué avec des liquides antiputrides s'impose. Par lui-même, le lavage constitue, ainsi que l'a fait remarquer M. Gilbert, le meilleur mode d'antisepsie stomacale. (*Soc. Méd. des Hôp.* 6 Mai 1892); c'est aussi l'avis de M. Hayem et de M. Mathieu (1) et de M. G. Lyon ; pour ce dernier, les agents antiseptiques ne peuvent remplacer le lavage (2). Si le liquide à employer doit avoir une action antiputride. il doit aussi et surtout être dépourvu de causticité, afin de ne pas augmenter l'irritation de la muqueuse, et il doit être capable de solliciter la sécrétion d'un suc gastrique normal. Comme antiseptiques, on a employé des solutions étendues de créosote, mais sans succès (Küssmaul), des solutions d'hyposulfite de soude (Küssmaul et C. Paul), de thymol (C. Paul), d'acide borique, d'acide phénique, d'acide salicylique, de chloral, de nitrate d'argent à 1/500, à 1 p. 1000, de résorcine (Andeer, Dujardin-Beaumetz) à 0 gr. 5 — 2 gr. pour 100, de lait de bismuth seul ou additionné d'eau chloroformée ou d'eau sulfo carbonée, à la dose de 100 à 200 gr. au titre ordinaire, ajoutée à l'eau du lavage (Dujardin-Beaumetz), de permanganate de potasse. de teinture myrrhe, de naphtol. Chacune de ces solutions a eu ses partisans.

Toutes les substances que nous venons d'énumérer ont été employées au titre d'antiseptiques, dans le but d'entraver la production des fermentations anormales et des auto-intoxications. Mais il ne suffit pas que le liquide à employer pour le lavage soit antiseptique ; il est nécessaire, comme nous l'avons dit, qu'il ne soit ni caustique ni toxique.

On sait que, dans les cas de stagnation des aliments dans l'estomac, la digestion normale, c'est-à-dire, suivant l'expression de G. Sée « la fermentation régulière, dépasse les limites physiologiques et se transforme en une véritable décomposition putride » ; il se produit de l'acide lactique en grand excès et une série d'acides gras, d'acides volatils, (acides butyrique, propionique, caprique, caproïque, caprylique, acétique) qui donnent aux résidus alimentaires, une odeur et un goût plus

(1) A. Mathieu. — *Thérapeutique des Maladies de l'estomac et de l'intestin.* Paris. 1893. Page 287.

(2) G. Lyon. — *L'Analyse du suc gastrique.* Thèse de Paris. 1890. Page 142.

ou moins fétides, décomposition qui s'accomplit surtout par le fait de la présence de ferments animés, les sarcines. Nous avons dit plus haut qu'outre ces produits de fermentations, il se forme, dans l'hypersécrétion avec dilatation de l'estomac, des poisons convulsivants.

Il s'agit à la fois, dans ces cas, d'évacuer et de détruire ces ferments qui ont besoin d'un milieu acide pour se développer, et de neutraliser les acides formés, tout en mettant la muqueuse stomacale en contact avec un liquide capable de favoriser les fonctions de l'organe et de provoquer la sécrétion d'un suc gastrique normal.

Or, nous appuyant sur ces indications, nous donnons pour le lavage de l'estomac, la préférence à l'eau de Vichy, dans les cas de fermentations putrides intra-stomacales. Le bicarbonate de soude, et l'eau de Vichy ont sur la sécrétion du suc gastrique une action excitante fort bien mise en lumière d'abord par Cl. Bernard puis par un grand nombre d'auteurs ; ils ont, en plus, la propriété de neutraliser, et d'alcaliniser les sécrétions et les fermentations acides, de dissoudre les mucosités qui tapissent la muqueuse ; aussi, dans tous les cas de stagnation putride des résidus alimentaires dans l'estomac, que nous avons à traiter, nous nous contentons de pratiquer le lavage, à Vichy, avec l'eau chaude du Puits Chomel ou de l'Hôpital ; concuremment avec la cure de Vichy en boisson, l'administration d'antiseptiques intestinaux, benzonaphtol, salicylate de bismuth ou de magnésie et de laxatifs légers, suivant que le malade est sujet a la diarrhée ou à la constipation ; cette médication a toujours produit une amélioration rapide. Dans les cas de fermentations, le lavage de l'estomac au moyen de l'eau des sources chaudes de Vichy prise à la source (Grande-Grille, Chomel, Hôpital), ou réchauffée, répond à toutes les indications : il enraye les fermentations, évacue le contenu de l'estomac, dissout les mucosités, excite les glandes gastriques et prépare l'organe à mieux digérer le repas qui va suivre (Bouveret).

Si les fermentations étaient abondantes et actives, on pourrait commencer le lavage par un courant d'une solution d'acide salicylique à un millième. Ce corps est, d'après Muller et Kuhn, l'antiseptique qui arrête le mieux les fermentations gastriques; son emploi est à peu près inoffensif. Nous sommes absolument opposé à l'usage des solutions même faiblement toxiques pour le lavage gastrique, comme le permanganate de potasse, l'acide phénique. S'il existe un certain degré d'insuffisance pylorique, une partie du liquide injecté passe dans l'intestin et est absorbé ; d'où les accidents possibles, tels que ceux signalés à la suite du lavage avec des solutions phéniquées. Nous rejetons aussi les solutions de naphtol en raison de leur action irritante ; il en est de même du nitrate d'argent (employé à 0,50 — 2 p. 1000), sauf dans l'hyperchlorhydrie très intense, et encore faut-il en user avec grande prudence, car il peut provoquer des altérations des glandes et de la muqueuse. Quand on se sert d'une solution médicamenteuse, on doit toujours terminer l'opération en faisant passer dans l'estomac un courant d'eau bouillie ou d'eau de Vichy, pour se mettre autant que possible à l'abri des intoxications et des accidents.

Toutefois, dans deux cas où le contenu stomacal avait une odeur fétide, nous avons employé une solution au demi-millième de fluorure d'ammonium, recommandé par M. A. Robin, comme antiseptique des voies digestives et dépourvu de causticité.

Dans deux autres cas où excitaient des douleurs gastriques, nous nous sommes servi avec succès d'alcool de menthe, à la dose de deux cuillérées à café par litre d'eau. Quand existent des douleurs gastralgiques, on peut recourir aussi à l'eau chloroformée, ajoutée à l'eau de Vichy.

Nous ne reviendrons pas sur ce que nous avons dit des hémorrhagies survenant au cours du lavage ; nous rappellerons seulement que Dujardin-Beaumetz a préconisé, pour le lavage de l'estomac, les solutions très étendues de perchlorure de fer (15 gr. par litre d'eau) dans le but d'arrêter les hémorrhagies gastriques. Nous n'avons jamais vu, au cours du lavage, d'hémorrhagie assez abondante pour nécessiter l'emploi de ce liquide.

En résumé, de l'opinion de tous les auteurs, et de notre expérience personnelle il ressort qu'il convient d'employer, de préférence à tous les autres liquides, l'eau de Vichy, pour le lavage de l'estomac.

Cela étant établi, quelle doit-être la température du liquide introduit dans l'estomac? Sauf, dans les circonstances spéciales, les eaux de Vichy tièdes (Puits Chomel, Grande-Grille, Hôpital) doivent être employées à la température de la source ou à peu près. L'eau tiède, introduite dans l'estomac, ne provoque aucune sensation désagréable et met, selon nous, à l'abri d'un certain nombre d'accidents nerveux (tétanie, etc.) C'est dans les cas seuls de gastrorrhagie légère survenant au cours de l'opération, et dans les cas d'atonie gastrique, alors qu'il s'agit de réveiller la contractilité de l'organe, que l'usage de l'eau de Vichy froide (Célestins) est indiqué.

Depuis 1884, a été créée à Vichy une installation spéciale pour le lavage de l'estomac; cette installation a été modifiée et aménagée d'une façon des plus confortables en 1891. Dans un pavillon situé derrière l'établissement thermal de 2ᵉ classe, sont réunis certains services accessoires tels que les salles d'inhalations d'oxygène, bains d'acide carbonique, douches nasales, pulvérisations, et enfin les salles pour le lavage de l'estomac. L'eau du Puits-Chomel (dont la température à sa source est de 44°), arrive directement au moyen d'un système de canalisation, composé d'un tuyau de conduite pour l'eau minérale, juxtaposé à des tuyaux dans lesquels circule de l'eau chaude, destinée à maintenir l'eau minérale à sa température initiale, ou tout au moins à une température voisine. Une installation semblable existe à l'établissement de la source de l'Hôpital.

Pour le lavage pratiqué à domicile, il convient d'employer l'eau des sources chaudes de Vichy, dans les conditions les plus semblables possible à celles de cette eau prise à sa source, c'est-à-dire tiédie au bain-marie. On ne saurait l'assimiler exactement, ainsi réchauffée, après avoir subi le transport, à l'eau puisée directement et extemporanément à la source; tous nos malades qui continuent chez eux le lavage de l'estomac accusent une différence notable dans ses effets avec ceux du lavage pratiqué dans les salles spéciales de Vichy; mais, l'eau des sources chaudes de Vichy tiédie au bain marie n'en est pas moins et de beaucoup préférable aux simples solutions alcalines.

Le tube gastrique du D F. D., dont il est question dans le chapitre consacré au choix de la sonde, est fabriqué par MM. Gauthey et Haussmann, 43, rue Greneta, à Paris.

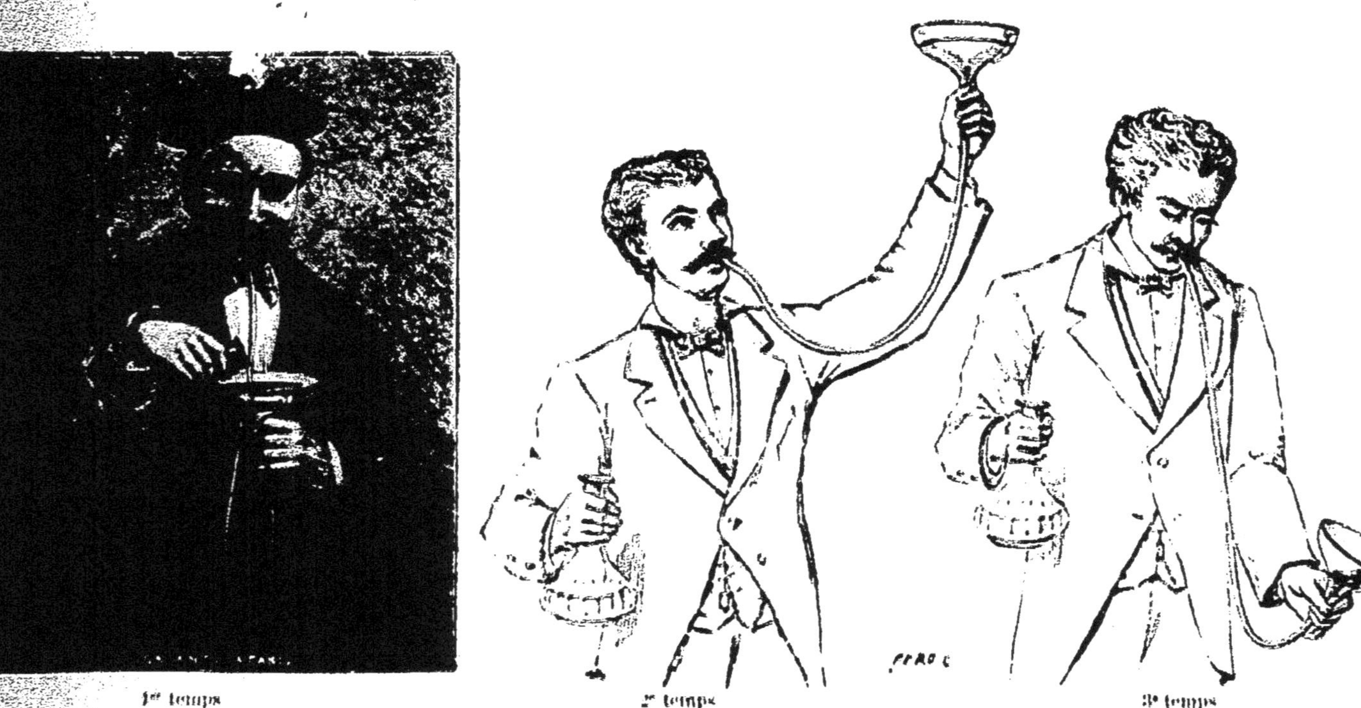

1er temps — 2e temps — 3e temps

Figures représentant les différents temps du lavage, fait par le malade lui-même.

TABLES DES MATIÈRES

DU MÊME AUTEUR

Étude clinique sur la Maladie de Thomsen. (1 volume de 142 pages, avec 12 figures. — O. Doin, éditeur, Paris, 1890).

Traitement de la Maladie de Basedow. *(Revue de thérapeutique générale et thermale,* 1892).

Sur les accidents et les inconvénients attribués aux Eaux de Vichy. *(Eod. loc.)*

Sur le traitement du Diabète. *(Eod. loc.)*

Traitement des Hydropisies. *(Revue internationale de thérapeutique et pharmacologie,* 1893, n° 1, 2, 3, et brochure de 33 pages. — Maloine, éditeur, 1893).

Traitement de l'accès de colique hépatique. *(Eod. loc.,* 1894, n° 1, 2, 4).

La Thoracentèse par siphon. *(Eod. loc.,* 1894, n° 12).

Traitement de l'Acné vulgaire. *(Eod. loc.,* n° 22).

Sur le diagnostic du goître exophtalmique (« Goître exophtalmique avec crises gastralgiques simulant des crises de coliques hépatiques ». *(Communic. à la Société des Sciences médicales de Gannat et à la Société médicale du VIe arrondissement ; — France Médicale,* 1894).

Sur un cas d'impétigo consécutif au percement des oreilles par un bijoutier. — En collaboration avec le Dr Morel-Lavallée. — *(Communic. à la Société de Dermatologie,* 1894).

Articles de Médecine pratique et de Bibliographie. — *(In Revue internationale de thérapeutique et pharmacologie).*

Etc., etc.

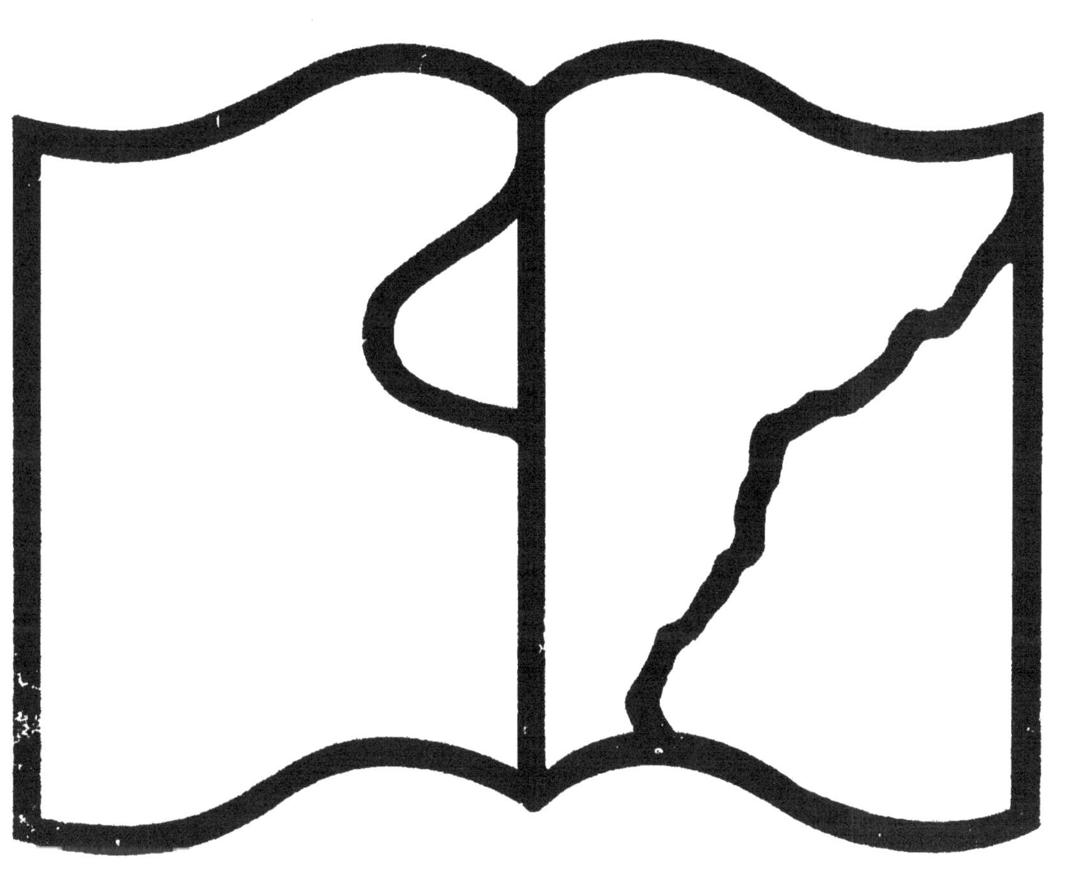

Texte détérioré — reliure défectueuse

NF Z 43-120 11

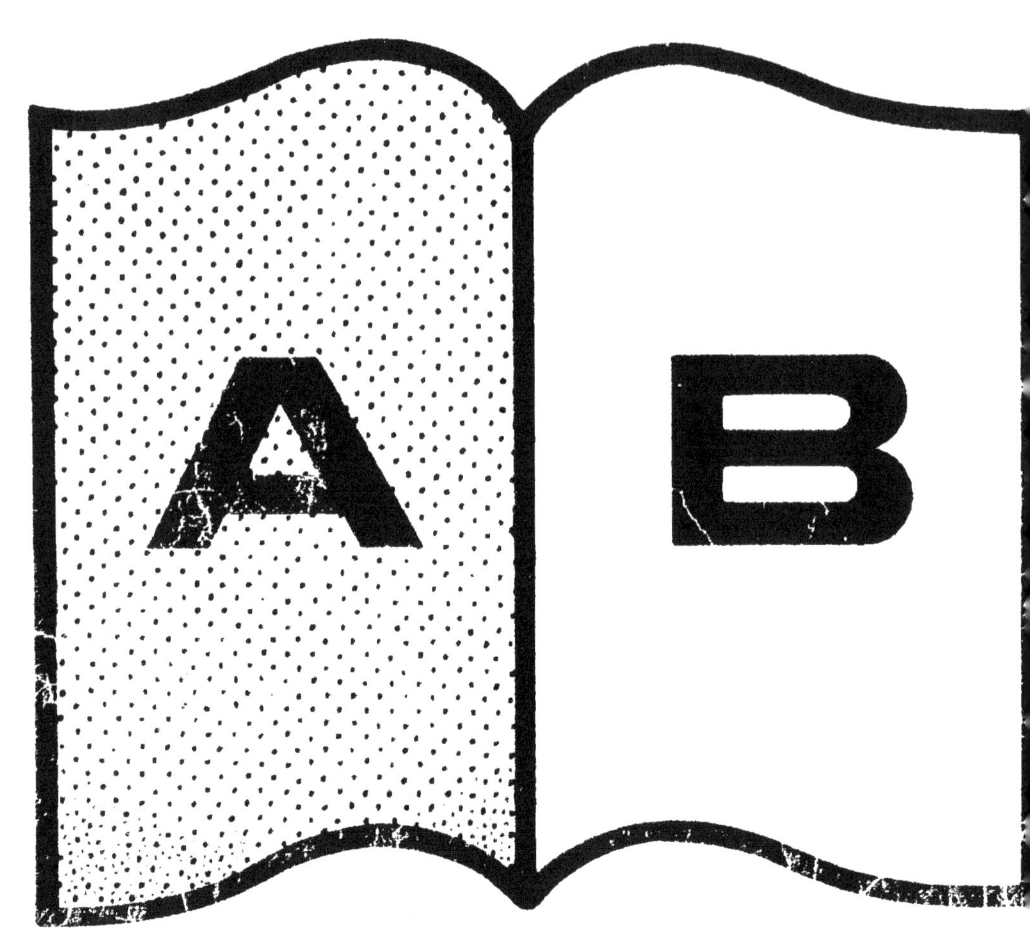
A
B

www.ingramcontent.com/pod-product-compliance
Ingram Content Group UK Ltd.
Pitfield, Milton Keynes, MK11 3LW, UK
UKHW020252250726
13967UKWH00004B/1624

9 782012 874145